U0135481

生活里的中医药

闻香识本草

主编·李赣

副主编·罗月琴

绘画·陈家泠 丁融

上海科学技术出版社

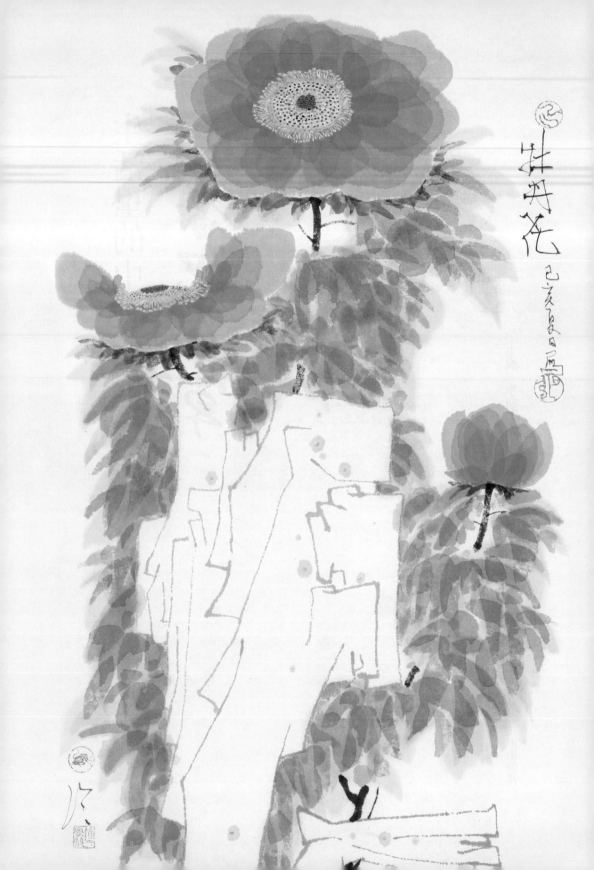

牡丹花

己亥夏日 画

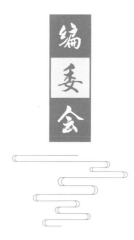

主　编

李　赣

副主编

罗月琴

编　委

王广东　朱晓敏　张紫佳　李　赣
罗月琴　郑　芬　杨潋天　曹海峰

绘　画

陈家泠　丁　融

摄　影

曹海峰　罗月琴　朱晓敏　杨潋天

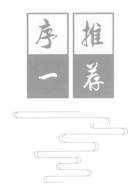

探索本草奥秘，邂逅身边的"中药宝库"

草木丛里药香浓，防病疗疾不居功。本草是中药的统称，是中国传统医药的重要组成部分。本草随处可见，但对其如何运用却非大众广知。《健康中国行动（2019—2030年）》中提出实现健康中国的四种基本路径为：普及健康知识、参与健康行动、提供健康服务、延长健康寿命。"普及健康知识"被置于第一位。此次上海中医药博物馆《生活里的中医药——闻香识本草》的出版正是对这一行动的生动呼应和有效实践。

本草文化是中医药的根基和灵魂。《生活里的中医药——闻香识本草》作为一本科普书，图文并茂、通俗易懂地将路边、公园、郊外常见的十八味本草变为"生活中的好帮手"，深入浅出地介绍了它们的药用功效、家庭种植和宜家妙用等，既实用又接地气。书中还有著名画家陈家泠、青年画家丁融创作的本草书画作品，让大众更享中国书画和中医药文化两大国粹的破圈融合之美。

中国民族医药百花齐放，很多民族都有本草入药历史，早在《神农本草经》中就记载有几十种少数民族地区药物，汉代以后又不断把民族特色药物补充到本草书中，让神奇的本草世界愈加光彩夺目。上海中医药博物馆通过"闻香识本草"这个品牌项目，引导参与者通过辨药、认药，体会包括民族医药在内的中国传统医药的博大精深。

"一个博物馆就是一所大学校。"上海中医药博物馆不仅有琳琅满目的文物，让文物"活起来"，还致力于科学普及中医药文化，让本草"会说话"，是名副其实的大学校。作为上海市民族团结进步教育基地，上海中医药博物馆设有民族医药展区，展示多种少数民族传统药物等，介绍具有代表性的藏医、蒙医、维医和苗医，以民族医药文化为纽带，筑牢民族共同体意识。推进民族医药传承发展，需要医药界的共同努力，上海中医药博物馆在展优势、拓路径方面无疑作出了表率。

当前，中国民族医药迎来发展"春天"。但如何进一步推动民族医药更好发展，助力健康中国建设，仍是一个亟待探索、亟待"辨证"的命题。我们要"把准脉"，全面认识民族医药的发展优势；"开好方"，正确把握民族医药的发展路径，将凝聚着中华民族智慧的传统医药瑰宝发扬光大。

中国民族医药学会会长

2024 年 5 月

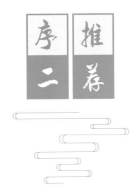

闻香识本草，艺术与生活的新发现

在古老而博大的中华文化中，智慧、美丽的中草药犹如一颗璀璨的明珠，既蕴含着深厚的医学知识，又散发着独特的自然芬芳。今有《生活里的中医药——闻香识本草》一书，犹如这璀璨明珠的映照，以十八种带有香味的中草药为核心，引领我们走进了一个充满诗意与药香的奇妙世界。

本书从古诗词的记载中寻觅中草药的踪迹，让我们在古人的笔墨间感受那份对自然的敬畏与赞美。同时，书中还详细描述了如何辨认这些带有香味的中草药。此外，书中还介绍了这些中草药在家庭中的栽培和药膳制作方法。这不仅为我们提供了一种健康的生活方式，更让我们在亲手种植、烹饪的过程中，感受到与大自然的亲近与和谐。这种生活方式不仅有益于我们的身体健康，更有助于我们的心灵成长。

值得一提的是，书中还收录了青年画家笔下的本草画作，这些画作生动形象地展示了中草药的形态与特征，为我们展现了一个美的世界。书的封面是我创作的《牡丹花》，是近期在上海中医药博物馆"岐黄丹青 造福人类——陈家泠中草药艺术书画与《本草纲目》展"中的一幅。中国书画是一种非常美的艺术形式，和中医药文化同属国粹，希望以笔墨丹青为体，将本草植物之美荟萃在一幅幅雅致灵动的画卷中，来传递中医药文化的深邃与广大。

《生活里的中医药——闻香识本草》一书，它不仅是一部关于中草药的知识普及读物，更是一场关于生命、自然、艺术和文化的探索之旅。愿我们在这段旅程中，能够感受到大自然的恩泽与智慧，领悟到生命的奥秘与价值。

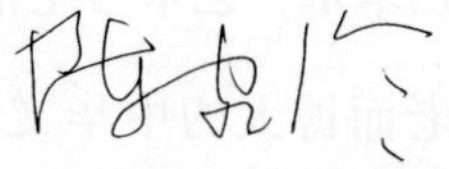

中国国家画院首聘研究员

上海大学教授

2024 年 5 月

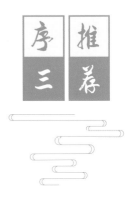

中医药是中华民族的瑰宝，是我国医疗保健体系的重要组成部分，为中华民族的繁衍昌盛作出了巨大贡献。中药不仅在医疗领域发挥重要作用，也在日常保健、美容养生等方面得到广泛应用。

科学解读中医药原理、讲好中医药科学故事是中医药科技工作者的历史使命。中药现代化战略实施三十年，中药资源、药效物质、质量标准、新药创制等均取得了丰硕成果，逐渐形成了新质生产力，极大地推动了中药产业发展，提升了中药的国际竞争力。当前，不断提升群众可知可及的中医药服务体验感、获得感，加强对中医药的科学认知，夯实中医药文化地基，是中医药高质量发展面临的新挑战，亟需拓展中医药传播载体、探索传播路径，多层次、多维度开展中医药科学普及与文化传播工作。

在当下这个快节奏的社会，人们往往忽略了身边的自然恩赐。《生活里的中医药——闻香识本草》一书，选取了十八味常用中药，以一种亲切的方式呈现了这些本草的多种应用之道，书中介绍的药膳、保健应用、民间验方、有效成分等，为我们打开了一扇通往健康与自然的大门。通过本书的阅读，不仅让读者学会了本草的辨识方法，初步了解其科学内涵，更是探寻了这些药用植物在我们生活中的无限可能。它不仅是一本书，还是一种呼唤，呼唤我们重新审视中医药文化的珍贵；它还是一次心灵之旅，愿我们在这个旅程中，聆听草木之声，感受大自然的馈赠，与中医药文化紧密相连，共同谱写健康与和谐的乐章。

上海中医药大学中药研究所所长、教授

2024 年 5 月

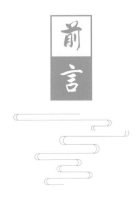

一缕药香传千年，神奇的本草会"说话"

上海中医药博物馆充分发挥全国科普教育基地、全国中医药文化宣传教育基地作用，一直以来依托自身中药标本馆和百草园向大众传播中药科普知识，有药用植物展示、特色中医药科普项目、科普志愿者队伍建设、中小学百草园辐射、线上百草科普资源建设等多种形式，打造以中药"百草"为核心的全媒体全链条科普体系。

此次出版的《生活里的中医药——闻香识本草》一书，是在上海中医药博物馆拍摄《闻香识本草》视频集基础上，遴选艾叶、白芷、紫苏等十八种大众常见的药用植物进行展示。每种植物的介绍从古代诗词的描述来开篇，编者也尽可能选取植物生长的不同时期拍摄照片，让读者能清楚地辨识它，为野外采摘、家庭种植提供助力。

本书最大的特色是对本草的应用，介绍如何"请回家""用起来"，即在欣赏和辨认的基础上，介绍野外采集、家庭种植和储存制备，并且将重心放在居家养生新体验上，以现代化的语汇展现熏香、香囊、雾化吸入、保健品、书签、药膳等生活应用场景，并且为中医药达人们准备了"经方新用"的进阶内容，把著名的本草名方验方在今天的实际运用真实地介绍给大家。希望本书能提升大众学习中草药知识的兴趣，拉近中医药与大众之间的距离，让传统本草走进现代生活，使亲近中医药成为群众促进健康的文化自觉。

中国书画与中医药文化同为中华优秀传统文化的瑰宝，二者"碰撞"而产生的美妙反应在本书中可"尽收眼底"。书的封面图为书画大师陈家泠创作的《牡丹花》，以艺术之美绘出了本草之韵，这幅作品也在上海中医药博物馆"岐黄丹青造福人类——陈家泠中草药艺术书画与《本草纲目》展"中展出。本书还得到青年书画家丁融先生的支持，有九幅本草书画由其创作，让读者在阅读中还能感悟书画艺术与中医药文化的唯美融合。

中医药学是中华优秀传统文化的重要组成部分和杰出代表，具有完备的哲学思想、人文智慧和道德准则，是我国宝贵的思想政治教育资源。这本书是上海中医药大学党的建设研究中心重点课题"大中小学思政课一体化背景下高校中医药博物馆'馆校课程'建设研究"（编号：DJYJ202201）、全国中医药高等教育"十四五"规划2023年度教育科研课题"大学中医药博物馆服务高等教育定位、功能及优化路径"（编号：YB-23-41）、2024年度上海市教育科学研究项目"高校中医药博物馆服务教学策略研究"（编号：C2024107）的阶段性成果。工欲善其事，必先利其器。上海中医药博物馆将依托此书开设"馆校课程"、开展科普活动，为高质量推进大中小学思政教育和拓展博物馆"大学校"功能增劲添力。

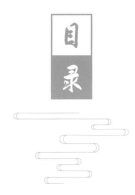

目录

艾

认识艾　欣赏艾　　　　4
色青背白、绒多香浓为上佳　　　4
开花结果，认识艾的生长期　　6

生活中的本草　　　　7
端午野外采艾草　　　　7
大盆小院种艾草　　　　9

居家养生新体验　　　11
艾熏　　　　11
精油　　　　12
保健用品　　　13
功效美食　　　14
本草达人│经方新用　　　15

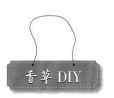

香草DIY

艾绒的制作方法　10

香草传说
艾与古代水源
8

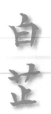

认识白芷　欣赏白芷　　　18

特殊香气止人步　　　18

药食同源，止痛有奇效　　　19

生活中的本草　　　21

白芷的播种与照料　　　21

密封干燥保存方为佳　　　22

居家养生新体验　　　23

抗疫香囊　　　23

美容妙方　　　25

功效美食　　　27

小偏方　　　29

本草达人｜经方新用　　　30

香草 DIY

白芷香油制作法　24

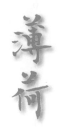

香草传说
「都梁丸」的由来
20

认识薄荷　欣赏薄荷　　　35

名字繁多，象征高尚　　　35

似药非药，用途广泛　　　35

生活中的本草　　　36

种类多而易混淆的薄荷　　　36

薄荷易养活，繁殖两大法　　　39

居家养生新体验　　　41

牙膏　　　41

精油　　　41

香囊　　　43

书签与标本画　　　44

功效美食　　　45

本草达人｜经方新用　　　47

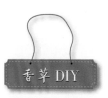

香草 DIY

药食薄荷怎么摘　40

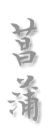

认识菖蒲　欣赏菖蒲　　　　53

可谓"天下第一雅草"　　　53

"九节菖蒲"的由来　　　　55

生活中的本草　　　　56

石菖蒲与水菖蒲的区别　　56

石菖蒲的三种种植方法　　57

秋冬采挖石菖蒲　　　　58

居家养生新体验　　　　59

香囊　　　　59

精油　　　　61

盆景　　　　61

功效美食　　　　62

本草达人 | 经方新用　　　64

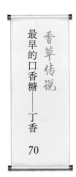

香草传说
过端午节离不开菖蒲
54

认识丁香　欣赏丁香　　　68

可观而不入药的丁香　　　68

药用丁香分"公母"　　　68

生活中的本草　　　　72

丁香的采摘与储藏　　　72

种植丁香牢记要点　　　72

居家养生新体验　　　　74

增香调味　　　　74

精油　　　　74

功效美食　　　　76

本草达人 | 经方新用　　　78

香草传说
最早的口香糖——丁香
70

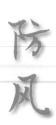

认识防风　欣赏防风 81

防风防的什么"风" 81

别名多、产区亦多 83

浑身都是宝的防风 85

生活中的本草 86

种植防风的注意事项 86

储存备制如何做 87

居家养生新体验 88

香囊 88

精油 89

功效美食 89

本草达人 │ 经方新用 92

认识藿香　欣赏藿香 95

都叫藿香，却大有不同 95

藿香与广藿香，花叶有什么不同 96

生活中的本草 99

野外如何寻藿香 99

种植藿香的不同方式 99

收获藿香如何储存备制 100

居家养生新体验 102

香囊和熏香 102

精油 104

标本或书签 105

功效美食 106

漱口水 108

本草达人 │ 经方新用 109

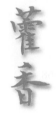

香草传说

广藿香还是佛门用香料

96

金银花

认识忍冬　欣赏忍冬	115
药食两用花与藤	115
忍冬的枝、蕾、花、果	115
生活中的本草	118
如何带野生金银花"回家"	118
繁殖金银花，方式有四种	119
储存金银花，重点是干燥	121
居家养生新体验	122
香囊	122
精油	123
书签	125
功效美食	126
本草达人 ｜ 经方新用	128

菊

认识菊　欣赏菊	133
高雅亮洁的名花	133
既可入药，又是美食	134
菊花、野菊花和洋甘菊，有什么不同	135
生活中的本草	136
家庭种植菊花注意事项	136
加工菊花要分类	137
居家养生新体验	139
精油	139
保健日用品	139
功效美食	141
本草达人 ｜ 经方新用	143

认识玫瑰　欣赏玫瑰　　　　149

象征爱情的"解郁圣药"　　　　149

如何区分玫瑰、月季、蔷薇这三种花　　150

生活中的本草　　　　152

种植玫瑰，地栽还是盆栽　　　　152

储存备制注意干燥　　　　153

居家养生新体验　　　　155

精油　　　　155

干花　　　　156

功效美食　　　　157

本草达人｜经方新用　　　　160

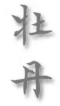

认识牡丹　欣赏牡丹　　　　165

画中方中，流传千载　　　　165

牡丹与芍药的区别　　　　166

生活中的本草　　　　168

水际竹间多牡丹　　　　168

药用、观赏大不同　　　　169

连丹刮丹"亮银星"　　　　170

居家养生新体验　　　　171

干花　　　　171

功效美食　　　　172

本草达人｜经方新用　　　　174

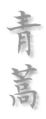

青蒿

认识青蒿　欣赏青蒿	179
古时草之高者为蒿	179
黄花蒿的叶、花与果	179
名蒿者，多可食	181

生活中的本草	182
处处可见黄花蒿	182
栽培黄花蒿的三种方式	182
炮制青蒿的进展	184
本草达人｜药用青蒿炮制法	185

居家养生新体验	186
精油	186
功效美食	186
本草达人｜经方新用	188

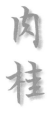

肉桂

认识肉桂　欣赏肉桂	192
香叶桂皮，皆多用途	192
可做药材，亦可作香料	194

| 生活中的本草 | 196 |
| 肉桂的种植与采剥 | 196 |

居家养生新体验	199
香囊	199
精油	199
功效美食	200
本草达人｜经方新用	203

香草传说
肉桂轶闻
193

香草传说
千年之久的肉桂「骗局」
197

认识姜　欣赏姜　　　　　　208

千载食姜史　　　　　　　　208

是调料，也是中药　　　　　209

生活中的本草　　　　　　　211

八月嫩姜可丰收　　　　　　211

家园种姜怎么做　　　　　　212

居家养生新体验　　　　　　213

精油　　　　　　　　　　　213

促眠　　　　　　　　　　　214

功效美食　　　　　　　　　214

食用禁忌　　　　　　　　　216

本草达人｜经方新用　　217

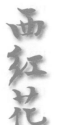

香草传说

关于姜的逸闻趣事

210

认识西红花　欣赏西红花　221

遥行千里的良药　　　　　　221

西红花与红花大有不同　　　223

生活中的本草　　　　　　　225

多种因素影响产区栽培　　　225

品质研究分等级　　　　　　227

居家养生新体验　　　　　　228

护肤妙用　　　　　　　　　228

功效美食　　　　　　　　　229

本草达人｜经方新用　　231

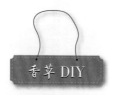

香草 DIY

快速区分西红花与红花　224

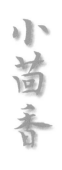

认识茴香　欣赏茴香　　　236

日常调味可除臭　　　236

大、小茴香，如何鉴别　　　238

生活中的本草　　　242

闪季种植大丰收　　　242

居家养生新体验　　　243

香囊　　　243

精油　　　244

增香调味　　　244

功效美食　　　245

本草达人｜经方新用　　　248

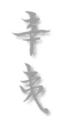

香草传说
止痛奇物小茴香
241

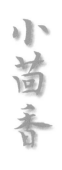

认识辛夷　欣赏辛夷　　　254

辛香之花，鼻家圣药　　　254

如何辨认不同品种的玉兰　　　254

生活中的本草　　　256

种子的采集与处理　　　256

门前养棵玉兰花　　　257

居家养生新体验　　　258

精油　　　258

功效美食　　　259

本草达人｜经方新用　　　261

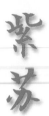

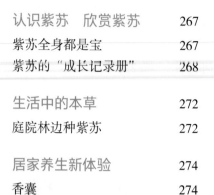

认识紫苏 欣赏紫苏 267

紫苏全身都是宝 267

紫苏的"成长记录册" 268

生活中的本草 272

庭院林边种紫苏 272

居家养生新体验 274

香囊 274

精油 276

书签和标本 277

功效美食 279

本草达人 │ 经方新用 281

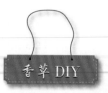

如何采收紫苏叶与种子 273

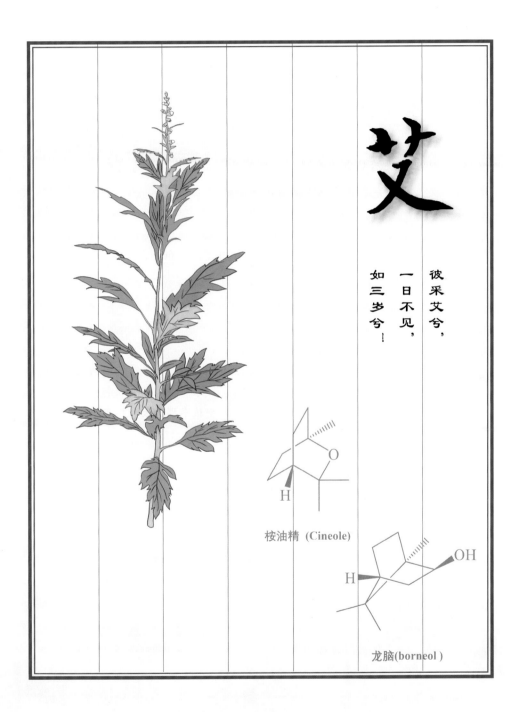

艾

彼采艾兮，

一日不见，

如三岁兮！

桉油精 (Cineole)

龙脑(borneol)

艾叶，早在春秋时期就被记载于《诗经》,《孟子》中也有记载犹七年之病，求三年之艾也。著名的医学经典《黄帝内经》和我国现存第一部方书《五十二病方》中也有记载艾叶在灸法治病中的应用。由此可见，我国的艾叶药用历史悠久。我们先来品读一下描写艾叶的诗。

采葛

〔先秦〕佚名

彼采葛兮，
一日不见，
如三月兮！
彼采萧兮，
一日不见，
如三秋兮！
彼采艾兮，
一日不见，
如三岁兮！

《采葛》是《诗经》中的一首诗，表达了主人公对情人的思念：那个采葛的姑娘啊，一日不见她，好像三个月那么长啊！那个采萧的姑娘啊，一日不见她，好像三个秋季那么长啊！那个采艾的姑娘啊，一日不见她，好像三个周年那么长啊！

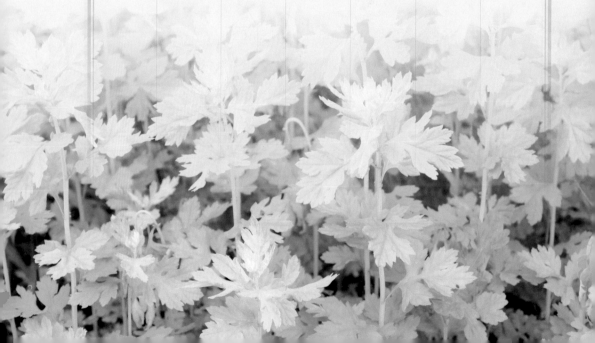

诗中的葛、萧、艾分别指三种野生植物。葛是一种蔓生植物，块根可食，茎可制纤维；萧是一种蒿，类似青蒿，有香气，古时用于祭祀；艾指的就是菊科植物艾草，内服外用皆可治病。

宋代诗人曾丰写道："戏缠朱彩索，争带赤灵符。踏草仍悬艾，包菰更结芦。"诗句生动地描绘出老百姓过端午节时的生活场景。每逢端午节之际，人们把插艾和菖蒲，佩戴彩线香囊、赤灵符作为驱邪避秽的重要方法之一。其中，艾草与中国人的生活关系最为密切。艾草具有特殊的香味，这种特殊的香味有驱蚊虫的功效，每年端午之时，人们总是习惯将艾草置于家中，一来用于避邪，二来用于驱蚊。

无数文人墨客创作关于艾草的优美诗词，可见艾草在古代与人民生活息息相关。历经岁月流转，时代变迁，我们在这些诗词中寻找着艾的足迹，今天用心品读时，仿佛还能看到艾草在随风摇曳，还能嗅到它的芳香，感触到它的柔软。尤其是在治病养生保健方面，艾草仍然闪耀着它的光辉。

千百年来，艾草从未枯萎凋零，依然鲜活如初，在蓬勃生长。

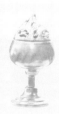

色青背白、绒多香浓为上佳

艾叶是我国一种应用历史悠久、用途十分广泛的中药材。艾叶来源于菊科植物艾的干燥叶，夏季花未开时采摘。艾叶在全国均有出产，主产于湖北、河南、湖南、浙江、山东、河北等省。

我国艾的品种繁多，本草古籍中记载，曾作为道地艾叶的，有北艾（南汤阴）、海艾（浙江宁波）、蕲艾（湖北蕲春）、祁艾（河北安国），现市场上流通的艾叶多产自湖北和河南。艾叶以色青、背面灰白色、绒毛多、叶厚、质柔而韧、香气浓郁者为佳。

《中华人民共和国药典》（简称《中国药典》）记载，艾叶味辛、苦，性温，归肝、脾、肾经，具有温经止血、散寒止痛的作用，外用可祛湿止痒。宋代《尔雅翼》云："庶草治病，各有所宜，惟艾可用灸百疾，故名医草。"根据古书记载，艾叶最常用于治疗妇科疾病，如《伤寒杂病论》中的"胶艾汤"，取艾叶暖宫止血之功，至今仍被广泛应用于临床。

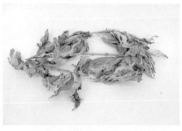

艾叶药材

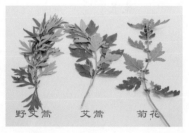

叶片对比

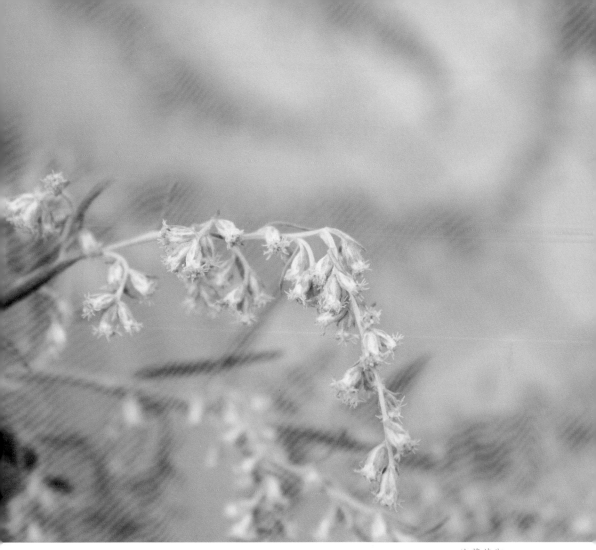

艾草花期

　　艾叶为菊科植物艾的叶，艾为多年生草本植物，生于路旁荒野、草地、林缘，分布于中国大部分地区，5～7月花尚未开、叶正茂盛时采叶阴干。艾叶多皱缩，有短柄，完整叶呈卵状椭圆形，羽状深裂，裂片椭圆状披针形，边缘有不规则粗锯齿，上表面呈灰绿色，有稀疏的柔毛及腺点，下表面密生灰白色绒毛，质柔软，气清香，味苦。

开花结果，认识艾的生长期

一棵棵青葱的艾草，因为端午节插艾的习俗被很多人熟悉。对艾草开的花和结的果，很多人可能就不那么熟悉了，它们确实特别细小，不怎么引人注目。

艾草的花果期一般在 7～10 月。花为头状花序，花朵小而多，排成狭长总状花序。花蕾是白色的，尖上一抹粉紫色，看上去很可人。绽开的艾草花是紫色的，小而秀美。瘦果为长卵形或长圆形。

艾叶的生长周期一般从 3 月开始，一直长到 5 月。艾叶的表面为灰绿色，背面有贴伏的白色绒毛，叶面看起来胖胖

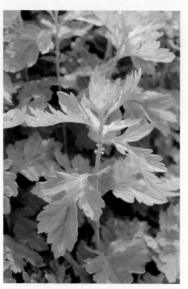

艾草叶盛期

的，叶片相对于蒿草更宽大，叶片周围的锯齿也小得多。其主干略粗长，茎部呈淡绿色，靠近地面的根部稍木质化（比较硬），有的直径可达 1.5 厘米，高 80～250 厘米。

艾叶还有一股特殊的香味，摘下一片叶子，放在手中揉搓几下，新鲜的艾叶会有一股辛辣夹带着"清凉油"的味道。

生活中的本草

端午野外采艾草

野生艾主要遍布在山岭地带，散布广阔，除极干旱与高寒地区外，几乎遍及全国，既生于低海拔至中海拔地区的荒地、路旁、河边及山坡等地，又见于森林草原地区。

艾叶的采摘一般选择在春末夏初时期。每年的3月初，艾草在地下过完冬的根茎就会开始萌发，在4月的下旬可以采摘第一茬了。到了农历5月中旬，是艾叶生长最成熟的时期，此时采摘的艾叶叶子新鲜肥厚，富有弹性。

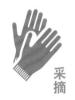

采摘

每逢端午节，除了吃粽子、手足缠五色丝线、看龙舟竞渡之外，以前人们还有一件重要的事情，就是去郊外采集艾叶，此时艾叶正处于生长最茂盛的时期。将新鲜的艾叶插在门楣上或者戴在身上，用以祛邪，驱赶毒气，寓意招百福、祛百病，这个风俗已延续了千年。等艾草干了以后，还可以在夏日将其点燃熏蚊子，可谓一举两得。

点燃

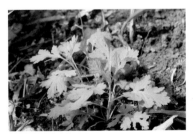

野外生长的艾草

　　传说在古代的丝绸之路上，来往的商旅驼队发现了艾草的另外一种神奇用处。当他们找不到水源时，会安排骆驼在地势较低的地方吃草，如果骆驼不停地嗅同一处地方，通常说明这个地方临近水源了。

　　商人们会在此处打一个坑，把事先准备好的干艾草或现场采集的艾草放进坑中点燃，再想法把洞口遮盖，使烟雾不会从中冒出，剩下的就是观察了。据说艾草产生的"魔性烟雾"能下探至土壤深处，带着寻找水源的动机四处潜行，只要找到，烟雾必定会从此处破土而出，人们只要挖出水源就可以了。

　　艾草的这个神奇功能也被古代一些军队掌握，成为寻找水源的不二法门。

大盆小院种艾草

　　艾叶被誉为医草，所以很多人想在家里种植艾草，但是常常不知道怎么种植为好。

　　如果想在家里种艾草，可以选择一小块平整的土地；如果没有土地，用一个稍大一点的盆也可以。因为艾叶的植株比较高，花盆需要大一点。

地栽

　　艾草的适应性很强，耐寒耐旱，可以选择种子繁殖、根状茎繁殖和分株繁殖，其中种子繁殖的成活率比较低，只有5%；根状茎的繁殖苗期比较长；一般采用分株繁殖，成活率极高。

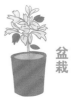

盆栽

　　植栽成活后，苗高30厘米时，施用尿素作提苗肥，阴天洒湿，晴天叶面喷施。在干旱季节，苗高80厘米以下时，可在叶面浇水；苗高80厘米以上时，要在根部浇水。种植艾草难免会出现杂草，因此经常要松土、除杂草，这样才能让艾草茁壮成长。

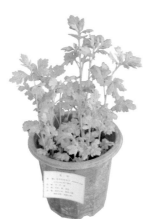

香草 DIY | 艾绒的制作方法

　　艾绒是由艾叶经过反复晒杵、捶打、粉碎，筛除杂质、粉尘，而得到的软细如棉的物品。艾绒是制作艾条的原材料，也是灸法所用的主要材料。质地以陈年者为佳。

　　中医认为艾灸能够"透诸经而治百病"，借助灸火的热力给人体以温热的刺激来激发经气，通经活络、祛寒除湿。现代医学研究证明，艾灸相关穴位可以调节脏腑功能，促进新陈代谢，提高免疫力。

　　（1）将采集的艾草去梗，去杆，只留叶片，并将艾叶放到阳光充足处多次暴晒到干。不可用脱水机甩干和烘干机烘干。

　　（2）将晒干后的艾叶长期保存起来，使用前分拣出杂质。艾叶捣绒尽量手工操作，若机器制艾绒的话，杂质也会跟着艾叶进入粉碎机，变成细粉掺杂在绒内，难以去除。

　　（3）将分拣后的艾叶放到石臼中，反复捣磨，边揉搓边分拣杂质。先用粗石臼捣磨，筛拣之后再用细石臼反复捣磨，再筛拣，通常要捣 3 000 下以上，用细筛反复过筛数十次。千锤百炼，所制之艾绒"柔烂如棉"，即为上等精艾绒。

　　制绒筛捣必须在晴天，空气湿度不大的情况下加工。因为艾绒越纯细，它的吸水能力就越强，筛捣中，随着艾叶里叶梗等杂质去掉之后，艾绒的香味也会随之减弱。若在阴潮天气筛捣，纯艾绒的香气盖不住当时吸收潮气后酝酿出的阴腐味。这样会使艾绒沾上陈腐味，绒虽然纯，但药性却不对了。所以筛捣必须选择在晴天进行，才能收获到香味很淡、很正的纯艾绒。

暴晒

分拣

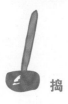

捣

艾绒

艾熏

制法

取 250 克成熟的艾草放置在容器里，在室内点燃，关闭窗户及房门。

用法

在熏艾的时候，一定要烟熏，不能有明火。烟熏的时候人要离开室内，因为艾草含有大量的挥发油，是杀菌的重要成分，但它有毒性，容易引起皮肤黏膜潮红，使人的中枢神经兴奋，严重的会导致抽搐。一般待烟熏结束后半个小时，人方可进去，将窗户及房门打开通风。

艾叶烟熏是一种简便易行的防疫法。

夏季前后，把采摘来的艾叶拧成绳，做成艾棒晒干，在蚊蝇多时点燃，既可给屋内空气消毒，也可驱除蚊蝇，保持室内卫生。

精油

艾叶精油中起到治疗作用的是挥发性艾叶油，主要成分为 α–侧柏酮、α–水芹烯、β–丁香烯、莰烯、樟脑、反式香苇醇等。在家自制艾草精油，限于无压榨和萃取设备，可以用水蒸气蒸馏法。

制法

将艾叶叶片清洗干净后，用 10 倍于叶片量的清水浸泡 30～40 分钟；浸泡期间每隔 5 分钟使用超声波处理 5～10 秒，然后使用水蒸气蒸馏法提取；在蒸馏后所得的油水混合物中加入氯化钠，然后用分液漏斗分离油层和水层；最后加入无水硫酸钠，制作完成。

用法

艾叶精油一般被用来刮痧、按摩、香熏、泡脚泡浴和艾灸。艾叶精油由皮肤、呼吸道来吸收，可以促进身体功能运作，而且对于空气净化具有很好的功效。温灸前涂于穴位上作适当按摩，效果更佳。净化空气时，滴 1～2 滴于熏香灯或熏香炉内，可以消毒空气、安定神经、缓解紧张或焦虑情绪。也可将纯精油酌量（约 1：100）加入乳液、洗发精、护发油，在泡澡时可滴入 1～2 滴，将水温调至 38～40℃，浸泡 15～20 分钟，促进血液循环。

保健用品

艾枕

取细软熟艾1000克，用布包做成艾枕。用艾枕代替日常睡枕，对风寒湿引起的头痛、头重有较好的疗效。对于反复发作的头晕、头沉和脑涨，尤其是在气候变化、情绪波动、阅读疲劳或处在繁杂环境时头痛加重者，效果最好。长期使用艾枕对预防和治疗脑卒中（中风）、感冒、颈椎病、面神经麻痹等有辅助作用。

艾袋

取500克细软熟艾，用布缝成一个15厘米×25厘米的艾袋，兜于脐腹，对中老年人丹田气冷、脐腹冷痛或妇女小腹绵绵隐痛、寒性痛经、月经不调者，有很好的治疗作用。寒湿引起的腰痛、各种寒性关节酸痛者，将艾袋扎于患处，也颇有疗效。

艾草鞋垫

将细软熟艾制成艾垫，垫在鞋内，能治疗和预防寒湿脚气、足癣、冻疮等。足癣患者可自制两双艾垫，每三天更换，并将垫过的艾垫晒干备用，一周后症状可减轻。

功效美食

艾叶当归炖乌鸡

功效

温经止血，温阳散寒，可应用于月经过多、崩漏、痛经、妊娠下血者见小腹隐痛或冷痛，喜温喜按，得温痛减，月经量少、色淡质稀，畏寒肢冷等情况，也可用于虚寒性腹痛者。

原料

艾叶 50 克，当归 20 克，乌鸡 1 只，瘦肉 100 克，生姜 5 片。

制法

艾叶、当归洗净；生姜切厚片；斩杀乌鸡，清除内脏后洗净，将瘦肉洗净切块；将上述材料同放入瓦煲内，加适量水，武火滚沸后，改文火滚至 1 小时，调入适量食盐即成。

用法

喝汤，食乌鸡肉。

艾叶生姜煨鸡蛋

功效

温经散寒，止血安胎。

原料

艾叶 15 克，生姜 25 克，鸡蛋 2～3 个。

制法

将上 3 味加水适量同煮。待鸡蛋熟后，剥去蛋壳复入原汁中煨片刻。

用法

饮汤，食蛋。

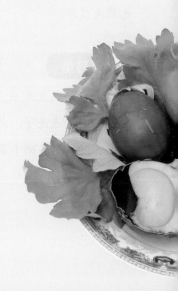

艾叶薏苡仁粥

功效

活血化瘀，除湿消肿。

原料

艾叶 6 克，鸡蛋 1 个，薏苡仁 50 克，花椒、盐适量。

制法

将艾叶与鸡蛋同煮至鸡蛋熟，取汤放入薏苡仁，煮成粥。

用法

鸡蛋去壳，蘸椒盐，与粥同食。

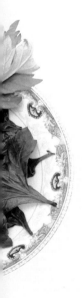

本草达人 | 经方新用

综合历代经典方剂及现代名家经验，总结出艾叶临床汤剂常用剂量为 6～30 克，丸剂为 1.6～10 克，外用为 30～300 克。

温经散寒，活血止痛：配伍阿胶、侧柏叶、肉桂、香附、延胡索、附子、胡芦巴、柴胡、白芍、当归，治疗痛经、不孕症、崩漏、癥瘕积聚、月经后期、胞阻等。

温阳散寒，行气化湿：配伍伏龙肝、小茴香、砂仁，治疗炎性肠病；调和营卫，益气敛汗可配伍桂枝、龙骨、牡蛎，治疗多汗证。

温阳除湿：配伍陈皮、醋治疗牛皮癣、肩痹。

温阳散寒，通络止痛：配伍桂枝、透骨草、栀子，治疗甲状腺功能亢进、糖尿病周围神经病变。

散寒除湿，补气养血：配伍白术、西洋参，可治疗风湿性心脏病。

胶艾汤

出处

《太平惠民和剂局方》。

处方组成

阿胶、艾叶、当归、川芎、芍药、干地黄、甘草。

功效主治

养血安胎。用于治疗出血性疾病。

现代应用

治疗功能性子宫出血、先兆流产、习惯性流产、人工流产后子宫出血、月经多、妊娠子宫出血、产后恶露不尽、产后子宫恢复不良（复旧不全）、血小板减少性紫癜、消化性溃疡、外伤出血等伴有腹痛、贫血者。

艾附暖宫丸

出处

《中国药典》2020 版一部。

处方组成

炭艾叶、醋制香附、制吴茱萸、肉桂、当归、川芎、酒炒白芍、地黄、蜜炙黄芪、续断。

功效主治

理气补血、暖宫调经。用于治疗子宫虚寒、月经不调、痛经、腰酸带下。

现代应用

用于治疗原发性痛经。

注意事项

感冒发热者不宜使用；有高血压、心脏病、肝病、糖尿病、肾病等慢性疾病者不宜使用；青春期少女、更年期妇女不宜使用；孕妇禁用。

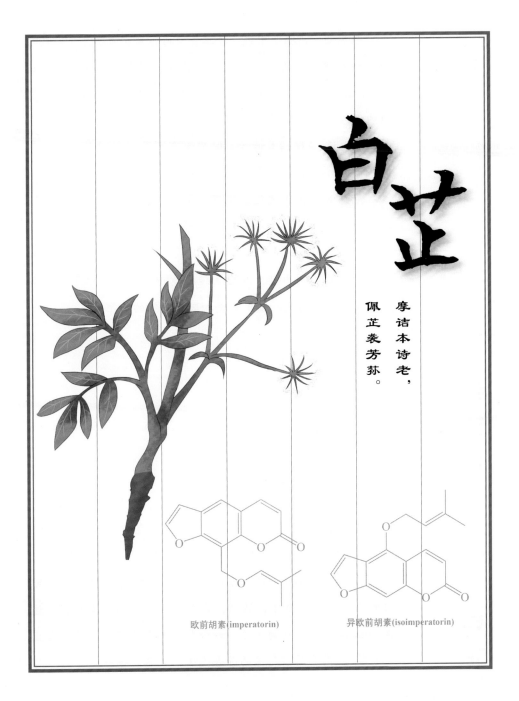

白芷

摩诘本诗老，
佩芷袭芳荪。

欧前胡素(imperatorin)　　异欧前胡素(isoimperatorin)

屈原的《离骚》中载"扈江篱与辟芷兮，纫秋兰以为佩"，佩戴白芷特别受文人的喜爱，西汉辞赋家东方朔所作的《七谏·沉江》中有"不顾地以贪名兮，心怫郁而内伤；联蕙芷以为佩兮，过鲍肆而失香"。宋代文学家苏轼在《王维吴道子画》中写道："摩诘本诗老，佩芷袭芳荪。"这些诗句记载了当时人们佩戴香草的习俗，用于观赏品玩。

范仲淹《岳阳楼记》里有一句"岸芷汀兰，郁郁青青"，写出了白芷和兰花香气浓郁，花繁叶茂的景象。在古代，将白芷和蕙兰串成一对，称为"蕙芷"，诉说着中华炎黄子孙上下五千年的文明历史，在中国传统意识中被视为中华民族山河秀丽、繁荣昌盛、领土完整和民族团结的象征。

认识白芷 欣赏白芷

特殊香气止人步

白芷，多年生高大草本，根圆柱形，有分枝，外表皮呈黄褐色，有浓香，切面为白色或灰白色，茎中空，常带紫色，基生叶一回羽状，复伞形花序顶生或侧生，果实为长圆形。

白芷这种植物，从它的名字里，我们就感受到它的特点：白和香。芷，形声字，从艹，止声。草字头指草本植物，这里指香草；"止"意为止步，联合起来就是表示"香味让人止步的草"。因它具有特殊的芳香气味，又名"香白芷"。

药食同源，止痛有奇效

白芷是一味伞形科的芳香中药，入药所用的部位是干燥根。伞形科植物的特点是复伞形花序，一朵朵白色的小花组成一把把小伞，叠在一起，呈现出一把大伞样的复伞形花序。小茴香、当归、川芎都是来自伞形科家族的。

白芷为临床常用中药，也是《按照传统既是食品又是中药材的物质目录管理规定》收录的药食同源药材，日常饮食中常作为香料。其具有解表散寒、祛风止痛、宣通鼻窍、燥湿止带、消肿排脓的功效，用于感冒头痛、眉棱骨痛、鼻塞流涕、鼻衄、鼻渊、牙痛、带下、疮疡肿痛，在治疗外感、妇科疾病、五官疾病等领域应用广泛。

作为一味传统药材，以白芷为原料的药物有九味羌活口服液、揩齿白芷散、白芷暖宫丸和调营散等。2018年国家中医药管理局会同国家药品监督管理局制定并公布的《古代经典名方目录（第一批）》中，包含白芷的经典名方就有5首。

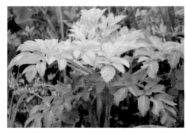

白芷

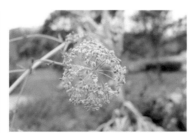

白芷果期

香草传说 | "都梁丸"的由来

关于白芷止痛的功效有一段有趣传说。

公元960年，宋太祖赵匡胤建都汴梁。南方有一位富商的掌上明珠年方二八，患痛经，每逢行经即腹部剧痛，有时昏厥、不省人事。父女俩虽遍访当地名医，但疗效甚微，女儿形体日衰，容颜憔悴。

为了治好千金之疾，富商携爱女前往京都寻找名医。赶至汴梁，适逢女儿经期，腹痛顿作，呼天唤地。正巧一采药的老翁路过，仔细询问病情后，马上从药篓里取出白芷一束相赠，嘱咐以沸水洗净，水煎饮用。富商半信半疑，不料一煎服而痛缓，二煎服而痛止。富商喜出望外，四处寻得采药老翁，并以重金酬谢。

从此，白芷一药在百姓中广为流传。后有人先把白芷用沸水泡洗四五遍，干后研末，炼蜜成丸，丸如弹子大。因白芷在京都汴梁觅得，故取名"都梁丸"，更增添了它的神奇色彩。

白芷的播种与照料

白芷喜温和湿润的气候及阳光充足的环境，能耐寒，常生于林下、林缘、溪旁、灌木丛及山谷地，分布在中国大陆的东北及华北等地，生长于海拔200～1500米的地区。药用白芷主产于河南（禹白芷）、河北（祁白芷）、四川（川白芷）、浙江（杭白芷）。

（1）播种季节：常用播种繁殖，播种时期分为春播和秋播。因主根粗大，入土较深，故宜栽种在土层深厚、疏松肥沃、排水良好的沙壤土或土壤。幼苗期要求土壤湿润，生长后期则略喜干燥，如后期过湿则发生烂根。冬季若土壤干旱而遇冻，幼苗容易冻死，但若土壤湿润，在过于寒冷的高山地或荫蔽的地方，生长不良。

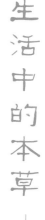

播种

（2）栽种要点：种植时要挑选没有病害、分叉的种子，放在沙土中催芽，等长出嫩叶时就可以移栽。选择保水性好且含有机质的土壤，可用营养土掺杂有机肥混合搅拌，整理好之后再将发芽的小苗栽入。栽种时行距最好为15～20厘米，不能挨得太紧。栽好之后覆盖一层土壤压实。此外，后期还要间苗，把长得过大和过小的苗处理掉，这样才能有利于诸苗生长。

除草

（3）除草施肥：等小苗长到5厘米左右的高度时就要除草，避免杂草争夺养分。等长到10厘米时还要再除草一次。此时注意不能过量浇水，土壤半湿就行，干旱季节要增加水量，雨季时要注意及时排水，一定不能出现积水的情况。生

施肥

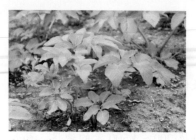

白芷小苗

长后期要合理施肥，通常一年施肥四次。前两次是在间苗时进行，用稀释后的农家肥或者尿素肥都行。定苗时也要注意施肥，注意浓度不可过高。此外，春季要施加一次草木灰。

密封干燥保存方为佳

白芷成品以根条肥大、均匀、质重、粉性足、香气浓者为佳。夏、秋二季植物叶变黄时采挖，收获白芷后，去掉地上部分、须根及泥沙，切成饮片，清洗干净后晒干或低温干燥。由于白芷淀粉含量高，不易晒干，晒时要勤翻动，切忌淋雨，遭雨容易霉烂。全干后用硫黄熏10～30分钟，这样既防虫又增白。

熏后用塑料袋分装，然后真空密封，防止受潮。注意要定期检查，发现虫蛀、霉变可用微火烘烤，并筛除虫尸碎屑，放凉后密封保藏。

抗疫香囊

历史上，中医在疫病的防治中发挥了重大作用，并有着完整独立的治疗体系，也形成了独特的防范方法，中药防疫香囊便是其中之一。清宫御医记载了许多芳香避疫的组方。如陈可冀主编《清宫配方集成》收录的"避瘟散"，是以苍术、白芷、枳壳、薄荷、菖蒲、木香、草果、熟大黄、藿香等20多味药共研极细末，绛囊盛之，用于"外受感冒，瘟疫发痧，瘟疟鬼疟"等。

卫生部办公厅、国家中医药管理局办公室2009年9月印发的《甲型H1N1流感中医药预防方案》指出：可用芳香化浊类中药，如苍术、艾叶、藿香、当归、白芷、山奈、草果等制成香囊。《北京市民居家防治流感中医药手册（2009）》

现代药理研究表明，白芷抗菌、抗病毒作用机制表现为对生物膜的抑制，对金黄葡萄球菌、枯草芽孢杆菌、大肠杆菌等细菌以及病毒有抑制作用。

也介绍：个人可佩戴中药制作的防疫香囊。

甘肃省卫生健康委员会发布的《甘肃省新型冠状病毒感染肺炎中医药防治方案（试行）》中，推荐预防措施中也包括中药香囊。基本方为藿香15～30克、佩兰15～30克、冰片6～9克、白芷15～30克。上述药物制粗散，装致密小囊，随身佩戴。

日常生活中，防疫香囊常用中药有大茴香、白芷、山柰、艾叶、肉桂、丁香等，可选3～5种，取适量研成粉末装袋。

香草DIY | 白芷香油制作法

提香

白芷是能掩盖食材异味的辛香料，能显著祛除动物类、水产类的膻腥味，并且给食材增添香味，起到增进食欲的作用。耳熟能详的十三香，其中就有用白芷增香。白芷若与丁香、草果一起搭配使用，效果更好。使用时需注意用量，一般红肉每千克用量为1～2克，白肉为每千克3克左右，用量过多会产生苦味，从而影响食物口感。

下面介绍白芷食用香油的制法。

制法

食用油加热到125℃，放入葱、姜，待炸至金黄色后捞出；再放入香辛料，如白芷、花椒、大料、桂皮、小茴香、辣椒。使油温控制在75～80℃，20～30分钟后捞出香辛料，过滤后即得白芷食用香油。

美容妙方

　　早在秦汉时期，《神农本草经》中就记载白芷"长肌肤，润泽颜色，可作面脂"；五代的《日华子本草》曰"白芷能止痛生肌，去面疵肤瘢"；慈禧太后的著名美容秘方"玉容散"，白芷就是其主药。有人统计过唐代《千金翼方》中的"妇人面药"，在收载的39条美容药方里，白芷的使用频率为25%以上。

嫩肤祛斑方

　　治面肤粗皱，皮肤暗淡，有色素沉着、褐斑。取白芷50克，生杏仁20克，鸡蛋清1个，白芷捣细过箩为粉，生杏仁去皮捣碎过箩，制成杏仁霜，二药和匀倒入蛋清中，调成稀糊状，每晚睡前洗脸后敷面，第二天早晨用温水洗去。可嫩面润肤，祛斑。

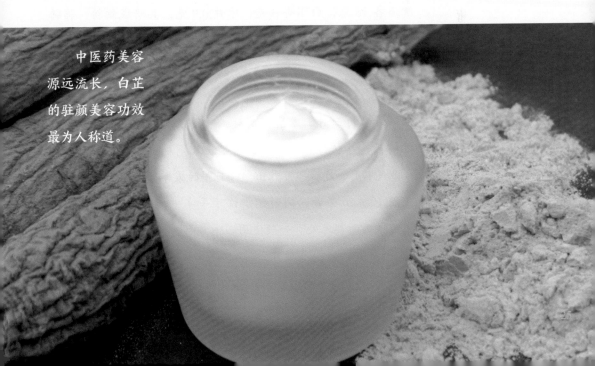

中医药美容源远流长，白芷的驻颜美容功效最为人称道。

增白祛斑方

治雀斑、酒刺（痤疮）、白屑风（银屑病）、皮肤作痒。取白丁香、白僵蚕、白牵牛、白蒺藜、白及各112克，白芷75克，白附子、白茯苓各19克，另加皂角、绿豆少许，共研为细末，每次用三匙，早晚洗脸时化汤洗患处。

六白增白方

使面部增白。取白芷、白蔹、白术各40克，白茯苓12克，白及18克，白附子12克，共研成细粉，用鸡蛋清调匀，制成丸子一般大小，阴干贮藏，每晚将脸洗净，将药丸用米泔水磨汁，取汁涂于面部，夜涂旦洗。

治雀斑方

取白僵蚕、白附子、白芷、山奈、硼砂各9克，石膏、滑石各15克，白丁香3克，冰片0.9克，共研成细粉，临睡前用少许水调和搽面。

消斑洁容方

于农历三月三或清明前后，采集东南方向枝上含苞初放之桃花，另取白芷、白酒，一起装入瓷瓶中浸泡，密封，勿令泄气，1个月后即可取出。每日早晚或单于晚上，饮桃花白芷酒10～20毫升，同时倒少许于手掌中，两手摩擦至热后，来回揉擦面部患处。一般使用30～60天，黑斑渐消。

功效美食

川芎白芷鱼头汤

功效

祛风散寒，活血止痛，适用于外感风寒、头痛、头风病、鼻炎前额痛、风湿痹病等病症。注意川芎用量不宜太多；若有月经过多或阴虚火旺的头晕、头痛则不宜食用。

原料

鳙鱼头 500 克，川芎 3 克，白芷 3 克，葱节、胡椒、生姜片、精盐各适量。

制法

先将鱼头去鳃，洗净，用纱布将药材包好，连同葱、胡椒、生姜放入砂锅内，加水适量，武火煮沸，再以文火炖半个小时，入盐调味。

用法

午餐或晚餐食鱼喝汤。

淮山白芷煲猪骨

功效

健脾补肺，固肾益精，解表散风，燥湿止带，消肿排脓。阴虚血热者忌服。

原料

淮山药 20 克，白芷 10 克，枸杞 10 克，人参 10 克，猪骨 500 克。

制法

将猪骨放入水中煮开，漂去浮沫；水开后，将其他原料放入，小火煲 3～4 个小时；加入食盐、味精调味即成。

用法

佐餐食用。

苍术白芷鱼头汤

功效

健脾祛湿，驱风止痛。适用于脾虚湿重、精神困倦、乏力气短、四肢虚软、食欲不振的辅助食疗。

原料

苍术 25 克、红枣 10 枚、白芷 15 克、鲢鱼头 1 个。

制法

将鲜鱼头用清水冲洗干净，入油锅中把鱼头煎至微黄；苍术、白芷分别洗净，红枣洗净去核，均备用。瓦煲中加入清水适量，先用猛火煲至水沸，然后放入上述原料，中火煲 30 分钟左右，精盐调味即可。

用法

午餐或晚餐食鱼喝汤。

川芎白芷鸡蛋汤

功效

发散风寒，健胃止痛。用于风寒感冒头痛者。症见头痛时发时止，遇风加剧，恶寒怕风，鼻塞声重。

原料

鸡蛋 2 枚、白芷 15 克、川芎 12 克。

制法

将白芷、川芎分别用清水洗净，切碎；鸡蛋放入锅中加水煮熟，剥去壳用针刺少许孔。将以上原料一起放入炖盅内，加开水适量，炖盅加盖，置锅内用小火隔水炖 1 个小时，去渣调味食用。

用法

佐餐食用。

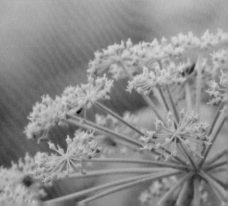

山药白芷饮

功效

适于砷中毒患者饮用。

原料

山药20克、白芷9克、青黛6克、益母草15克。

制法

加水适量，煎汁后加糖适量即可。

用法

1日服完，连服1周。

小偏方

止牙痛

白芷100克，冰片2克，浸泡于75%的医用酒精500毫升中，加盖密封10天左右，用干棉球蘸药液置疼痛处，即可止痛。能保持1～2个小时，且无不良反应。

治疗小儿慢性肠炎

白芷、干姜各5克，葱头1个，与适量蜂蜜共捣为糊状，敷贴于肚脐部。

治疗蜜蜂蜇伤

取鲜白芷叶，捣烂或直接用手揉搓烂，将其涂抹或外敷患处。可立即止痛，红肿症状很快消失。即使伤后时间较长，采用此法也会很快见效。

生活里的中医药·闻香识本草—白芷

辛夷散

出处

《严氏济生方》。

处方组成

辛夷仁、细辛、藁本、升麻、川芎、木通、防风、羌活、炙甘草、白芷各等分，混合粉碎。

功效主治

清热祛湿，升阳通窍。主治肺虚、风寒湿热之气加之，鼻内壅塞，涕出不已，或气息不通，或不闻香臭。

现代应用

临床用于鼻炎、鼻窦炎的治疗。

大秦艽汤

出处

《素问病机气宜保命集》。

处方组成

秦艽、甘草、川芎、当归、白芍药、细辛、川羌活、防风、黄芩、石膏、白芷、白术、生地黄、熟地黄、白茯苓、川独活。

功效主治

疏风清热，养血活血。主治风邪初中经络证，口眼㖞斜，舌强不能言语，手足不能运动，或恶寒发热。

现代应用

临床用于脑血管疾病、周围性面神经麻痹，亦可用于痛风性关节炎、风湿性关节炎以及皮肤病等的治疗。

清上蠲痛汤

出处

《寿世保元》。

处方组成

当归（酒洗）、川芎、白芷、细辛、羌活、独活、防风、菊花、蔓荆子、苍术（米泔浸）、酒炒片芩、麦门冬、生甘草。

功效主治

疏风通络透邪、活血理气除湿。主治一切偏正头痛。

现代应用

临床用于头痛的治疗。

托里消毒散

出处

《外科正宗》。

处方组成

人参、川芎、白芍、黄芪、当归、白术、茯苓、金银花、白芷、甘草、皂角叶、桔梗。

功效主治

治疗痈疽已成、不得内消者。

现代应用

临床用于慢性化脓性感染性疾病、术后创口难愈及消化性溃疡的治疗。

散偏汤

出处

《辨证录》。

处方组成

白芍、川芎、郁李仁、柴胡、白芥子、香附、甘草、白芷。

功效主治

疏风止痛。主治郁气不宣、又加风邪袭于少阳经、半边头风、或痛在右、或痛在左、时轻时重、遇风寒尤甚。

现代应用

临床用于偏头痛的治疗。

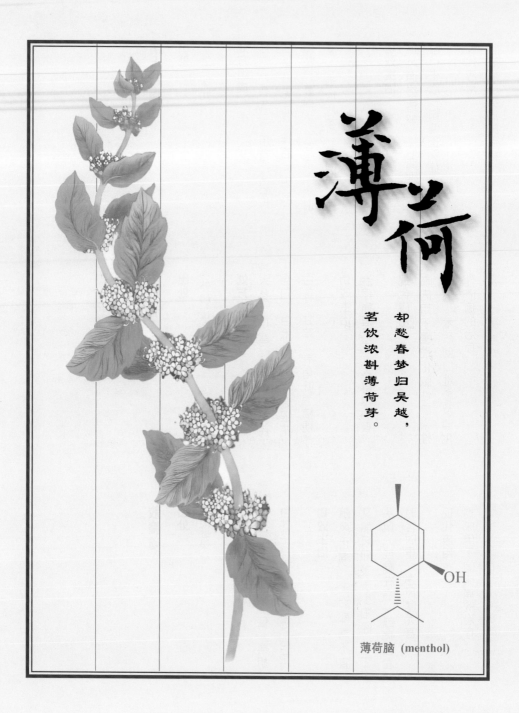

薄荷

却愁春梦归吴越，
茗饮浓斟薄荷芽。

薄荷脑 (menthol)

题画薄荷扇二首（其一）

[南宋] 陆 游

薄荷花开蝶翅翻，
风枝露叶弄秋妍。
自怜不及狸奴黠，
烂醉篱边不用钱。

　　诗人描绘了秋天薄荷花开，微风拂来，大片薄荷摇曳，蝴蝶在其中翩翩起舞的美丽场景。看着猫迷醉在薄荷丛中自得自在的样子，再想到眼下自身的处境，不由得自怜自叹。诗人虽是以薄荷画扇为题所作，但诗人描述的场景却栩栩如生，若是没有亲身经历，断然难以有此感触。这也从侧面说明了当时薄荷种得非常多，人们对薄荷的认识较为广泛。

　　在古代，薄荷是人们常用的茶饮品、药物和香料。特别是在夏季，薄荷是常用的清凉茶饮品，北宋名臣及诗人李纲有诗提到了薄荷茶，表明了当时人们对薄荷茶饮的喜爱。

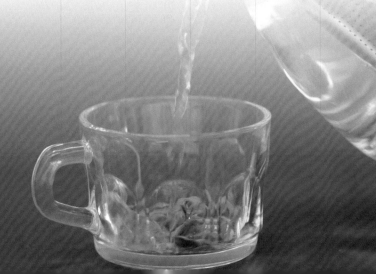

献花铺唐相李德裕谪海南道此
有山女献花因以名之次壁间韵

[宋] 李 纲

我亦乘桴向海涯，
无人复献雨中花。
却愁春梦归吴越，
茗饮浓斟薄荷芽。

宋代诗人彭汝砺的一首诗，将薄荷的药用功效、香气和花色等做了描述，对薄荷多有赞誉。

薄 荷

[宋] 彭汝砺

神农取辛苦，
病客爱清新。
寂淡花无色，
虚凉药有神。
烦心侵冰雪，
眩目失埃尘。
自是芝兰臭，
非同草木春。

"神农"可能代指医生，医生们用薄荷辛苦（辛凉）之味以治病，而患者们则喜爱这薄荷清新的感觉和清凉的香味。

认识薄荷 欣赏薄荷

名字繁多，象征高尚

薄荷是一种多年生草本植物，喜生于水旁潮湿地，分布极广，在我国南北各地皆产。薄荷又称夜息香、银丹草等，还有鱼香草、土薄荷、野薄荷、水薄荷、香薷草等别名。薄荷生命力顽强，对土壤要求不高，很容易栽活，扦插即可繁殖。

薄荷花为淡紫色或白色，而药性辛凉，有着媲美兰花和白芷一般美妙的气味。薄荷也是感情真挚、道德高尚、永志不变的象征。

似药非药，用途广泛

薄荷在我国具有悠久的使用历史，从古至今一直都备受喜爱，它清凉的味道和芳香的气味常能给人带来美好的享受，被广泛应用于医药、食品、化妆品、香料等领域。

薄荷幼嫩的茎尖能做菜食用或做茶，反复掐头却还能再生长。薄荷也可以作为香料用以酿蜜制糖，现代很多产品都有薄荷成分，如牙膏、清凉饮料、薄荷糖等。

薄荷的地上部分入药，味辛，性凉。归肺、肝经，具有疏散风热、清利头目、利咽、透疹、疏肝行气等功效。常被用于风热感冒、风温初起、头痛、目赤、喉痹、口疮、风疹、麻疹、胸胁胀闷等症。

生活中的本草

种类多而易混淆的薄荷

每年 3～4 月，薄荷开始破土萌发，从地下宿存的根茎节上冒出嫩芽。翠绿的叶子鲜嫩可爱，一对对小小的圆叶，自带一种萌萌的美。

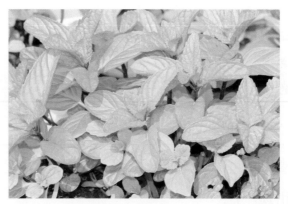

薄荷嫩苗

到 5 月，薄荷长到一定高度，可以看到它四方形（锐四棱形）的茎，有四条浅槽，还可看到茎上的柔毛。叶片边缘有清晰的锯齿，侧脉 5～6 对，上面绿色，下面淡绿色。7～9 月，薄荷开始开花，花很小，花冠为淡紫色或白色，外部和内部皆能看到小柔毛，花冠中有长短不同的雄蕊 2 对。许多小花密集在叶腋处，形成轮伞花序，在花枝上一轮轮的，煞是好看。

秋冬时花冠脱落，可看到轮伞花序上一个个的花萼，每个花萼上部可见五齿裂，尖尖的，下部呈筒状，里面通常抱着 4 枚卵珠形的小坚果，黄褐色。

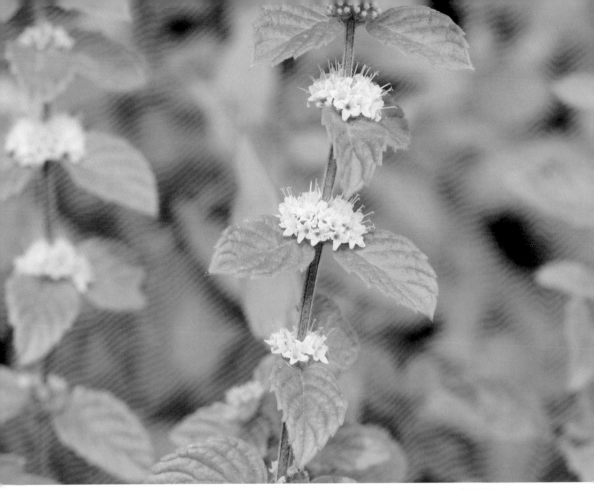

薄荷有很多栽培种或杂交种，其中江苏产的薄荷常被称为苏薄荷，龙脑薄荷较为优质，还有红叶臭头、白叶臭头、小叶黄种等。很多薄荷属植物，甚至同科不同属植物也常被称作薄荷。其实市面上不同的薄荷，其物种是不同的，使用或药用也有差异，应注意区别。

生活中最为常见也最容易混淆的，当属同属植物皱叶留兰香，也叫皱叶薄荷、留兰香薄荷。这种植物的应用也很广，常用于食品和香料，在南方如云南、四川等地，常被用作香料入菜。

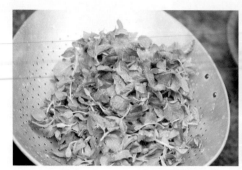
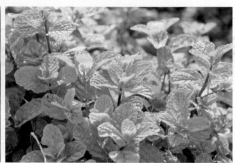

皱叶留兰香

皱叶留兰香的穗状花序

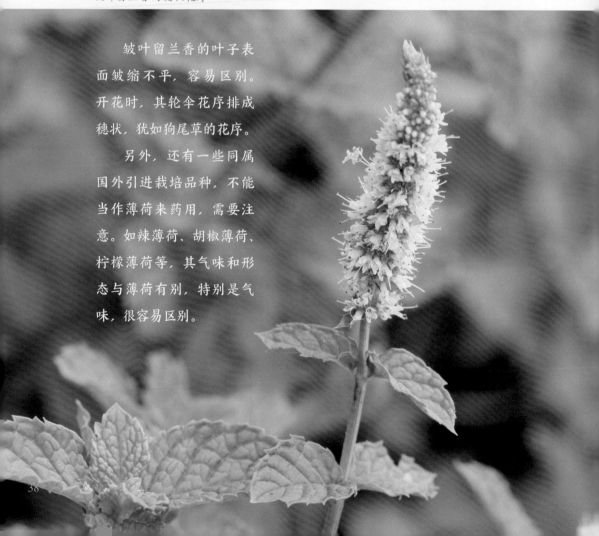

　　皱叶留兰香的叶子表面皱缩不平，容易区别。开花时，其轮伞花序排成穗状，犹如狗尾草的花序。

　　另外，还有一些同属国外引进栽培品种，不能当作薄荷来药用，需要注意。如辣薄荷、胡椒薄荷、柠檬薄荷等，其气味和形态与薄荷有别，特别是气味，很容易区别。

薄荷易养活，繁殖两大法

在野外，薄荷通常生长在水旁潮湿地，潮湿的草甸或疏林缘、山谷，也常生长于田埂、山路旁及乡间路边。如果遇到，可将其根茎挖出，尽量让根带上少量土；不带土亦可，但根部需保湿，用纸润湿后包裹其根茎，用塑封袋装好，带回及时栽培。少量栽培时，也可以折取上部茎枝，用湿润的报纸或吸水后的纸巾包裹折断部分，外用塑封袋包裹，及时带回栽种。

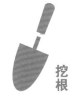

挖根

薄荷的适应性很强，耐寒、耐热、耐涝、耐酸碱，对土壤要求不严，比较容易养活。薄荷喜阳光充足，通常在湿润、肥沃深厚的土壤中生长

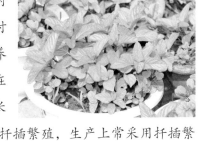

最好。薄荷可以种子繁殖或扦插繁殖，生产上常采用扦插繁殖，繁殖快、生长齐。需注意浇水保湿。

（1）扦插繁殖：薄荷通常采用根茎繁殖，带下部根茎栽培时，可直接将其移栽至家中庭院或花盆中。若是上部枝条扦插，可用剪刀剪去下部叶片，仅留顶部少量叶，或将叶全部剪去扦插。扦插后浇透水，先放阴凉处，几天后放半阴处。等发芽后可放阳光下，阳光强烈时放半阳处最好，待生长旺盛后放阳光下。还可将枝条横埋于土里，2~3厘米深，浇透水后保湿，等待发芽。

扦插

（2）种子繁殖：此法没有扦插繁殖快，一般较少应用。

薄荷的品种繁多，如江苏栽培的薄荷通常称苏薄荷或人丹草，主要品种有龙脑薄荷等；北京栽培的有平叶留兰香，云南楚雄栽培的有楚薄荷等。其中，江苏的龙脑薄荷香味浓郁，较为优质，被认为是道地药材。

香草 DIY │ 药食薄荷怎么摘

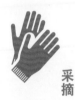

作药时，薄荷一般在夏、秋二季茎叶茂盛或花开至三轮时，选晴天，分次采割地上部分，晒干或阴干。以阴干最好，晒干会让薄荷香味散失较多。

作茶或做菜时，可不拘时采其上部嫩茎叶（最好是夏季枝叶茂盛时），鲜用或阴干后使用。阴干的薄荷茎叶，亦常用作食品的矫味剂和清凉食品饮料，有驱风、提神、发汗等功效。

牙膏

薄荷的各栽培品种中，有的主要产薄荷脑，有的主要产薄荷油。新鲜茎叶含油量为 0.8%～1.0%，干品含油量为 1.3%～2.0%，油称薄荷油或薄荷原油，原油主要用于提取薄荷脑，用于生产糖果、饮料、牙膏、牙粉以及皮肤黏膜局部镇痛剂等医药制品（如人丹、清凉油、一心油）。提取薄荷脑后的油叫薄荷素油，亦大量用于牙膏、牙粉、漱口剂、喷雾香精及医药制品等。

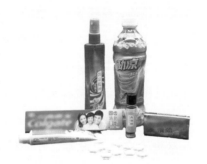

精油

薄荷含挥发油，可提炼薄荷精油。薄荷精油中含有醇、酮、酯、萜烯、萜烷类化合物等，主要成分为薄荷脑、薄荷酮等，外用具有抗菌、消炎、止痛、止痒，抗氧化，促进血液循环，减轻浮肿，促进创面愈合、毛发生长，缓解疲劳等作用。另外，内服可缓解局部炎症、健胃、驱风，可治疗感冒、恶心呕吐、肠易激综合征、偏头痛等。

薄荷精油的气味芳香浓郁，能舒缓心情，既是一种食品原料，也是高级香料原料和医药原料，是日常生活、医疗、食品、化妆品行业常用的精油之一，具有良好的发展前景。单方薄荷精油一般须稀释后才能使用，也可配伍其他精油使用。

日常生活中，我们也可从多方面利用好薄荷精油。

（1）净化空气：将30毫升纯净水倒入喷雾器中，滴入3~5滴薄荷精油，轻轻摇匀，喷洒，以达到抗菌和清新空气的效果。

（2）熏香：在熏香器具中滴入3~4滴薄荷精油，加热或开启熏香器。可提神醒脑、预防感冒，抑制发热和黏膜炎症，并促进排汗，还可减轻头痛、偏头痛和牙痛，缓解恶心呕吐等。

（3）泡脚：在盛有温水的容器中滴入4滴薄荷精油，放入双脚浸泡约20分钟，可达到抗菌、抗病毒、清凉舒爽、缓解疲劳和除异味等效果。

（4）按摩：用薄荷精油进行调配，可用于身体按摩。能柔软皮肤、消除黑头粉刺，改善油性发质和肤质，改善湿疹。

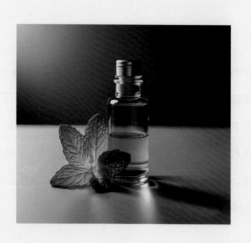

防疫香囊

原料

薄荷 10 克，藿香 15 克，白芷 10 克，防风 10 克，苍术 10 克，金银花 6 克，吴茱萸 6 克，佩兰 6 克，石菖蒲 6 克，紫苏叶 10 克，艾绒若干。

制法

将上述前 10 味药材原料混合打成粗粉，或取其粗粉末配伍混匀，装入适量粉末到香囊内袋中，放入适量艾绒，束紧或扎紧封口，装入香囊外袋中即成。做好的香囊可随身佩戴或挂于脖颈。

功效

芳香辟秽，化湿和胃，解毒防疫。

防感冒香囊

原料

薄荷 15 克，广藿香 10 克，丁香 6 克，辛夷 10 克，细辛 6 克，防风 10 克，荆芥 10 克，香薷 10 克，白芷 10 克，佩兰 10 克。

制法

上述药材各等量研粗粉，取适量装入香囊内袋中，收紧封口，装入香囊外袋中即成。备用。

功效

预防感冒。

香囊

薄荷主要含有薄荷脑、薄荷酮等有效成分，具有提神醒脑、消炎、止痛、止痒、驱虫等药理活性。薄荷的挥发性成分味道好闻，又有抗炎抑菌等功效，也可用于制作香囊。

书签与标本画

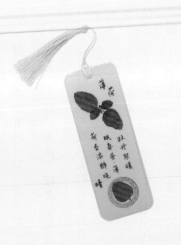

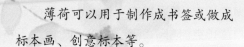

薄荷可以用于制作成书签或做成标本画、创意标本等。

（1）采集：选叶片完整，或带花的枝条，用枝剪剪下，长度25～30厘米。

（2）压花：将枝条放在标本夹上，用吸水纸夹好。压枝条时，尽量展开叶片。可多层叠压，每放一层用一片瓦楞纸隔开。压好后，束紧标本夹，可放干燥处。

（3）干燥：每天换纸一次，或用吹风机对着标本瓦楞纸竖孔方向吹热风。12个小时后检查是否干燥，未干燥则继续吹热风，其间每隔3～6个小时检查一次，待干燥为止。

（4）修饰或剪裁成标本画或书签：标本干燥后，可剪取适当长度的枝条或叶片，放于合适大小的卡纸或实木薄片上，在留白处可结合书法、绘画，适当绘图、写字，最后塑封。打孔后加上流苏即为一份创意书签。

塑封的标本要确保植物体不能太厚，实木薄片可选择冷裱。如果做成标本，可直接将合适大小的枝条放于台纸上，缝制成腊叶标本，贴好采集和鉴定签，保存备用。也可最后用标本框装好，放墙上展示。若想做成标本画，可剪取干燥的薄荷标本，利用胶水，结合其他植物标本，或结合彩绘等手段，制作成自己设计构想好的创意标本画。

功效美食

薄荷粥

功效

疏散风热，清利头目。常用于风寒感冒。

原料

鲜薄荷 30 克，粳米 100 克。

制法

薄荷洗净，入锅内，加水适量，煎煮 5 分钟，煎取汁待用。将粳米淘洗干净，入锅内，加水适量煮粥，近九成熟（或粥熟）时，加入薄荷汁，再煮至粥熟（或一二沸即可）。

用法

温服，每日 2 次。

银花薄荷饮

功效

疏散风热，宣肺止咳。用于风热犯肺的感冒咳嗽。

原料

金银花 15 克，薄荷 6 克，蜂蜜 30 克。

制法

将金银花加水适量，煎取汁约 2 小碗，加入薄荷快煎 3 分钟，停火，滤去渣，取汁，加入蜂蜜搅匀即成。

用法

代茶饮用。

芦根薄荷饮

功效

辛凉解表，清热生津。
用于防治风热感冒。

原料

鲜芦根30克，薄荷5克。

制法

将芦根、薄荷加适量水
煎取汁。

用法

代茶饮。

荸荠清凉饮

功效

疏风散热，润燥止痒。
用于风热型荨麻疹。

原料

荸荠 200 克，鲜薄荷
叶 10 克，白糖 10 克。

制法

荸荠洗净、去皮、切碎、
榨汁；鲜薄荷叶洗净，
加白糖捣烂，放入荸荠
汁；加水至 200 毫升。

用法

代茶饮用。

二花薄荷茶

功效

疏风清热，散邪通窍。

原料

菊花、栀子花各 10 克，
薄荷 6 克。

制法

上述诸药共入杯中，用
沸水冲泡。

用法

代茶饮。

防风通圣丸

出处

《中国药典》2020版一部。

处方组成

防风、荆芥穗、薄荷、麻黄、大黄、芒硝、栀子、滑石、桔梗、石膏、川芎、当归、白芍、黄芩、连翘、甘草、炒白术。

功效主治

解表通里、清热解毒。用于外寒内热、表里俱实、恶寒壮热、头痛咽干、小便短赤、大便秘结、瘰疬初起、风疹湿疮。

现代应用

治疗肥胖症、眼病、急性化脓性中耳炎、脑病后遗症、慢性阑尾炎、高血压、慢性砷中毒、痤疮、斑秃等。

桑菊感冒合剂

出处

《中国药典》2020版一部。

处方组成

桑叶、菊花、连翘、薄荷、苦杏仁、桔梗、甘草、芦根。

功效主治

疏风清热、宣肺止咳。用于风热感冒初起、头痛、咳嗽、口干、咽痛。

现代应用

治疗百日咳、急性支气管炎、急性结膜炎等。

逍遥散

出处

《中国药典》2020 版一部。

处方组成

柴胡、当归、白芍、炒白术、茯苓、炙甘草、薄荷。

功效主治

疏肝健脾，养血调经。用于肝郁脾虚所致的郁闷不舒、胸胁胀痛、头晕目眩、食欲减退、月经不调。

现代应用

治疗失眠、慢性胃炎、腹泻型肠易激综合征、围绝经期综合征、乳腺癌、乳腺增生、抑郁症等。

清咽丸

出处

《中国药典》2020 版一部。

处方组成

桔梗、北寒水石、薄荷、诃子肉、甘草、乌梅肉、青黛、煅硼砂、冰片。

功效主治

清热利咽，生津止渴。用于肺胃热盛所致的咽喉肿痛、声音嘶哑、口舌干燥、咽下不利。

现代应用

治疗急慢性咽炎、反流性咽喉炎、扁桃体炎等。

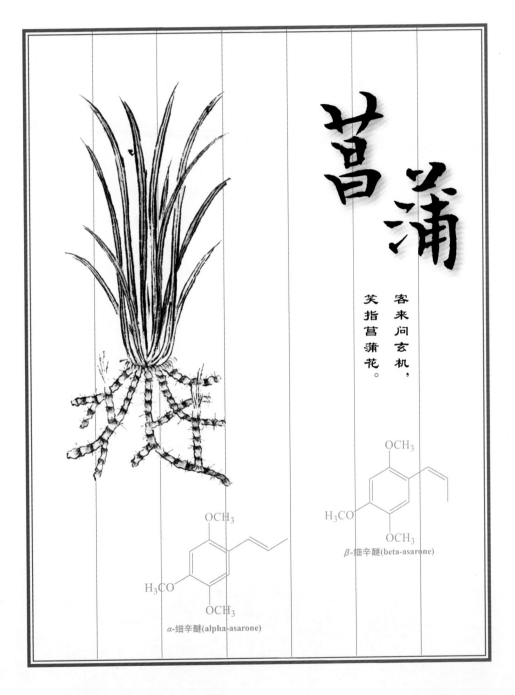

菖蒲

客来问玄机，
笑指菖蒲花。

OCH₃

H₃CO

OCH₃

β-细辛醚(beta-asarone)

OCH₃

H₃CO

OCH₃

α-细辛醚(alpha-asarone)

　　宋代苏东坡在《石菖蒲赞并序》一文云："凡草木之生石上者，必须微土以附其根……惟石菖蒲并石取之，濯去泥土，渍以清水，置盆中，可数十年不枯。虽不甚茂，而节叶坚瘦，根须连络，苍然于几案间，久而益可喜也。其轻身延年之功，既非昌阳之所能及，至于忍寒苦，安淡泊，与清泉白石为伍，不待泥土而生者，亦岂昌阳之所能髣髴哉！"

　　早在先秦时期，菖蒲就已进入文人视野，在《诗经》《楚辞》等文学作品中屡见不鲜。如"彼泽之陂，有蒲与荷""其簌维何？维笋及蒲"。关于菖蒲的由来，历史上有许多传说：一说"玉衡星散为菖蒲"，认为菖蒲是北斗七星中的玉衡星散落到人间形成的；一说"尧时，天降精于庭为韭，感百阴为菖蒲"，认为菖蒲是尧帝时期天上精气下降所形成的。这些传说都认为菖蒲是凝聚了天地精华的灵苗，为菖蒲蒙上了一层神秘色彩。

　　宋代以后，随着儒释道合流的文化趋势和端午节民俗节日的普及，菖蒲日益融入文人日常生活和诗歌创作之中。

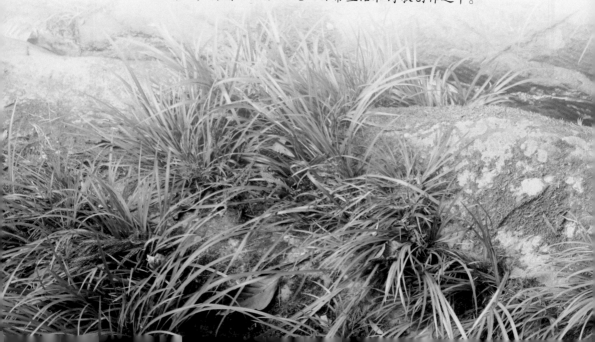

嵩山采菖蒲者

[唐] 李 白

神仙多古貌，双耳下垂肩。

嵩岳逢汉武，疑是九嶷仙。

我来采菖蒲，服食可延年。

言终忽不见，灭影入云烟。

喻帝竟莫悟，终归茂陵田。

寄菖蒲

[唐] 张 籍

石上生菖蒲，

一寸十二节。

仙人劝我食，

令我头青面如雪。

逢人寄君一绛囊，

书中不得传此方。

君能来作栖霞侣，

与君同入丹玄乡。

霞 隐

[南宋] 白玉蟾

仙翁栖紫霞，

颜童鬓不华。

客来问玄机，

笑指菖蒲花。

长生不老的仙翁一语道破成仙的"玄机",即服食菖蒲花。

道教为我国本土宗教,以得道成仙为最终理想。在成仙方法中,其中之一就是服食丹药或草木药。菖蒲在历史文献中,多出现于与成仙有关的传说故事,且被视为道教仙草。

相传,菖蒲使人身轻智聪,有长生之效。晋代葛洪的《神仙传》卷十记载:"汉武上嵩山……忽见有仙人,长二丈,耳出头巅,垂下至肩。武帝礼而问之,仙人曰:'吾九嶷之神也,闻中岳石上菖蒲,一寸九节,可以服之长生,故来采耳。'忽然失神人所在。帝顾侍臣曰:'彼非复学道服食者,必中岳之神,以喻朕耳。'为之采菖蒲服之。经二年,帝觉闷不快,遂止。时从官多服,然莫能持久。唯王兴闻仙人教武帝服菖蒲,乃采服之不息,遂得长生。"

《抱朴子》中也曾记载:"韩众服菖蒲十三年,身上生毛,日视书万言,皆诵之。冬袒不寒。"

菖蒲多生长于深涧之中,文人隐居山林,采撷菖蒲,便产生了超脱世俗、飞升成仙的想法。金代张建的《拟古》中:"石泉何清冷,中有九节蒲,蒲性本孤洁,不受滓秽污。"则把菖蒲的清香、高洁、娴静人性化,表现了养花人清高儒雅的品格。

可谓"天下第一雅草"

菖蒲为我国一种常见的本土植物，清水养蒲，独忍寒苦。明代书画家、文徵明的后人文震亨，曾经称赞："花有四雅，兰花淡雅，菊花高雅，水仙素雅，菖蒲清雅。"四雅当中的菖蒲后被文人墨客称为"天下第一雅草"。可谓是有史以来文字记载中对菖蒲最热烈而直接的赞美。

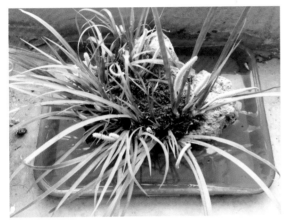

石菖蒲盆栽

石菖蒲味辛、苦，性温，归心、胃经，具有开窍豁痰、醒神益智、化湿开胃的功效，用于治疗神昏、健忘失眠、耳鸣耳聋、脘痞不饥、噤口下痢等症，并解巴豆、大戟毒。孔圣枕中丹（《备急千金要方》）、涤痰汤（《济生方》）、菖蒲郁金汤（《温病全书》）、清心温胆汤（《古今医鉴》）、生铁落饮（《医学心悟》）、安神定志丸（《医学心悟》）、连朴饮（《霍乱论》）、开噤散（《医学心悟》）等，都是含有石菖蒲的经典方剂。

菖蒲受到人们重视的另一个原因就是端午习俗，这天有悬挂、佩戴菖蒲的习俗。

历代文献中对这一习俗多有记载：宋代陈元靓《岁时广记》引《岁时杂记》云："端午刻蒲剑为小人子……带之辟邪。"清代富察敦崇《燕京岁时记》记："端午日用菖蒲、艾子插于门旁，以禳不祥。亦古者艾虎蒲剑之遗意。"

在端午节，人们还有饮用菖蒲酒的习俗。李时珍在《本草纲目》中说："菖蒲酒，治三十六风，一十二痹，通血脉，治骨痿，久服耳目聪明。"唐人殷尧藩《端午日》诗云："不效艾符趋习俗，但祈蒲酒话升平。"冯梦龙《警世通言》曰："樽俎泛菖蒲，年年五月初。"

"九节菖蒲"的由来

元代《日用本草》解释了"石菖蒲"名称中"石"字的缘由，即生于山涧溪流浅水石上："菖蒲根，池沼生者名昌阳。端午以泛酒，生石涧，名石菖蒲。入药用。"

南朝陶弘景《名医别录》对石菖蒲根茎的形态描述为："一寸九节者良。"邬家林等认为此处的"一寸九节"并非一寸必须有九节，而是以"九"概言其多。一寸九节菖蒲指优质菖蒲，医生在医方书写中，为了书写快速，便将"一寸九节菖蒲"简写成"九节菖蒲"，久而久之，"九节菖蒲"便成为石菖蒲中优质品的代名词。

但要注意的是，不能反过来说九节菖蒲就是石菖蒲。在药材市场销售的还有一种九节菖蒲，是毛茛科阿尔泰银莲花的根茎，不是石菖蒲，且有一定毒性，一定不能混淆。

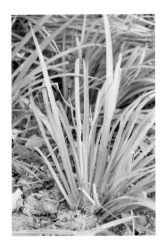

石菖蒲

生活中的本草

石菖蒲与水菖蒲的区别

古代本草典籍记载菖蒲还有水菖蒲、香蒲、甘蒲、钱蒲、木蜡、阳春雪、望见消、苦菖蒲、粉菖之称。根据现代《中国药典》规定，菖蒲入药的共有两种：一是天南星科植物菖蒲的干燥根茎，药名藏菖蒲，俗称水菖蒲；二是天南星科植物石菖蒲的干燥根茎，药名石菖蒲。

水菖蒲是多年生草本植物，根茎横走，稍扁，具毛发状须根。叶基生，叶片剑状线形，中脉明显突出，基部叶鞘套折，有膜质边缘。生于沼泽地、溪流或水田边。因其叶片似剑形，故又名"水剑草"。这把"剑"可以驱妖除邪，我们在端午节悬挂、佩戴的就是这种菖蒲。

本品为藏族习用药材，故在《中国药典》中收载药名为藏菖蒲，味苦、辛，性温、燥，具有温胃、消炎止痛的功效，用于消化不良、食物积滞、白喉、炭疽等。民间还有用这种菖蒲煮水外用，治疗风疹瘙痒、疥疮。水菖蒲为中国植物图谱数据库收录的有毒植物，其全株有毒，根茎毒性较大，口服多量时产生强烈的幻视。

石菖蒲属天南星科菖蒲属禾草状多年生草本植物，其根茎气味芳香，根肉质，具多数须根。叶全缘，排成二列，肉穗花序（佛焰花序），花梗绿色，佛焰苞叶状。花果期为 2～6 月。分布于中国黄河以南各省区，印度东北部至泰国北部也有分布。常见于海拔 20～2 600 米的密林下，生长于湿地或溪旁石上。据考证，历代本草中的"菖蒲"大多指的就是石菖蒲，药用部位为其根茎。

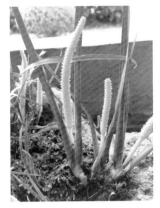

石菖蒲花序

石菖蒲的三种种植方法

（1）扦插种植：石菖蒲可通过扦插来种植。选择长势良好的母株，剪取合适的插穗，从短茎或横生茎叶节下带 2～3 厘米根茎处剪取枝条，从而当作扦插的插穗。扦插的基质要准备好，可以选用干净的沙土，保证好透气和疏松。准备好扦插的容器，往容器中装入沙土，将插穗扦插到基质中，保持好湿度，15～20 天后就能生根。等生根后，可以将石菖蒲上盆种植。

扦插

（2）播种种植：从母株上采收成熟的果实，将里面的种子取出来，可以立即播种，也可以储藏后来年播种。准备好干净、通透性好的土壤，将种子均匀播撒到土壤表面，覆盖一层 1～2 厘米的薄土，适当往土壤中喷水，保持土壤湿度，能促进种子萌发出苗。等石菖蒲小苗生长到 10 厘米时，可以进行分株种植。

播种

（3）分株种植：将生长旺盛的丛生苗取出来，将根部的宿土去掉，清洗干净，按3～5株一丛或单株带根切开。准备好栽种的土壤，将分离的小株栽种到土壤中，轻轻压紧根部的土壤。如果是在春夏两季种植的，10～15天就能生根。

分株

秋冬采挖石菖蒲

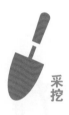

采挖

石菖蒲生于水边、沼泽湿地或湖泊浮岛上，最适宜生长的温度为20～25℃，10℃以下停止生长。冬季以地下茎潜入泥中越冬，喜冷凉湿润气候、阴湿环境，耐寒，忌干旱。植株低矮，叶丛常绿而光亮，有芳香，性又强健，耐阴湿。秋、冬二季采挖，因其根状茎于地下匍匐横生，用工具沿着根茎慢慢采挖即可。

将挖到的石菖蒲除去叶及须根，洗净泥土，选择空旷通风、地面平坦的地方，将药材直接铺于地上，或席、帘、箕、箔等盛具中，直接暴晒至干。

暴晒

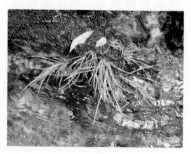

小河边的石菖蒲

居家养生新体验

端午驱邪方

原料

薄荷脑1克，冰片1克，艾叶10克，樟脑1克，石菖蒲6克，藿香4克。

做法

将上述原料混合打成细粉，或取上述原料细粉均匀混合，袋装随身携带或挂于脖颈处。

功效

香囊以药物之味，经口鼻吸入，使经脉大通，祛邪扶正，以达到强身驱病的功效。

安神助眠方

原料

远志、石菖蒲、佩兰、合欢皮、肉桂、冰片，具体使用的量根据香囊大小而定。

做法

将上述原料等量磨成粗粉，放入香囊中，置于床头或枕边。

功效

芳香化湿、开窍、醒脑益智、宁心安神。

香囊

石菖蒲是制作中药香囊的常用原料。中药香囊不仅能提高身体免疫力，预防病毒在人群间传播，还具有愉悦身心的作用，在新型冠状病毒（COVID-19）感染等疫情流行时为中医药的特色疗法之一。现代药理研究表明，香囊中的挥发油对病毒有抑制和杀灭作用。石菖蒲可调神畅志、开窍解郁，其有效成分可刺激神经中枢兴奋、抗惊厥。

抗感防疫方

原料

冰片 12 克，黄芩 30 克，肉桂 20 克，藿香 30 克，艾叶 30 克，薄荷 30 克，草果 20 克，石菖蒲 15 克，黄芪 30 克，辛夷 15 克，花椒 15 克，苍耳子 25 克，紫苏叶 25 克，苍术 30 克，白芷 15 克。

做法

将上述原料混合打成细粉，或取上述原料细粉均匀混合，袋装挂于室内。

功效

芳香化湿、温和疏达，预防呼吸道疾病。

菖蒲药枕

原料

石菖蒲 2 000 克。

做法

石菖蒲晒干粉碎后装入枕头。

功效

适宜颈椎病患者，湿邪偏胜、阴雨天尤甚者。

值得注意的是，过敏人群请谨慎使用香囊，不建议孕妇、6 个月以下小儿、重症、急症患者使用。并且需特别叮嘱和看管孩童，切勿让其打开香囊以防误食。最为重要的是，请一定在医生指导下安全使用。

精油

石菖蒲含挥发油，可提炼石菖蒲精油。石菖蒲挥发油存在 100 多种化合物，相对含量高于 0.01% 的化合物有 25 种，其含量达挥发油总量的 93.40%，类型主要为苯丙素衍生类、单萜氧化物类、脂肪醛固酮类以及倍半萜氧化物类。主要成分有 β-细辛醚和 α-细辛醚，其中 β-细辛醚含量最高。

石菖蒲挥发油既有兴奋、抗抑郁、抗缺氧作用，又具有镇静、催眠、抗惊厥作用，同时也有较好的益智、脑保护作用。在熏香器中加入 3~5 滴石菖蒲精油，可以使人的神经得到深度放松，缓解压力，安抚情绪。

盆景

生长旺盛、块根粗大、植株矮小的石菖蒲，是制作盆景的最好选择。土壤方面，要选择疏松透气的沙质壤土，如果选用石头作为盆器的话，只需用鹅卵石固定植株就可以了。

菖蒲喜欢湿润的环境，只要日常保持其盆土湿润就可以了。特别是夏季，要适当地给叶片喷水。菖蒲这种植物是喜阴的，但是在其生长期间也不能没有光照，适当的散射光更有利于其生长，平时养护可以放置于大中型盆景的树阴下。

菖蒲越修剪，叶越细，但是修剪次数也不易过于频繁。定期去除腐叶和黄叶，可保持最佳的观赏效果。

功效美食

石菖蒲粥

功效

化湿和胃。适用于湿阻脾胃、脘腹胀满、纳差食少等。

原料

石菖蒲 10 克，大米 50 克，白糖若干。

制法

将石菖蒲择净，放入药罐中，浸泡 5～10 分钟后，水煎取汁，加入大米煮粥，待熟时调入白糖，再煮沸即成。

用法

每日 1～2 剂。

菖蒲二香粥

功效

芳香化湿，清热和胃。适用于暑湿侵袭、肢软乏力、头身重困、纳食不香等。

原料

石菖蒲、藿香、香薷各 10 克，大米 50 克。

制法

将三味药择净，放入药罐中，浸泡 5～10 分钟后，水煎取汁，加入大米煮粥，待熟时调入白糖，再煮沸即成。

用法

每日 1～2 剂。

菖蒲百合饮

功效

清热和中。适用于大便干结、小便短赤等。

原料

石菖蒲 30 克，鲜百合 30 克。

制法

石菖蒲洗净，切成小段，鲜百合洗净，同置锅中，加清水 700 毫升，武火煮开 5 分钟，改文火煮 30 分钟，滤渣取汁。

用法

分次饮用。

二花茶

功效

活血通络。适用于痛经、产后腹痛、恶露不净等。

原料

石菖蒲花、月季花各等量。

制法

泡水，或水煎服。

用法

每日 1 剂。

菖蒲酒

功效

活血通脉。适用于中风后遗症、脉管炎等。

原料

石菖蒲 10 克，白酒 500 毫升，冰糖适量。

制法

将石菖蒲切成米粒状或薄片状，取酒瓶 1 个，将冰糖放入，加入少量沸水，使其充分溶化，然后将切片的石菖蒲放入，再放入白酒，搅拌至混合均匀，浸泡 20 天即成。

用法

每次 50 毫升，每日 2 次。

生活里的中医药·闻香识本草—菖蒲

开心散

出处

《备急千金要方》。

处方组成

远志、人参、茯苓、菖蒲。

功效主治

安神、补气、利湿化浊。主治好忘。

现代应用

临床常用于抑郁症、认知障碍的治疗。

地黄饮子

出处

《黄帝素问宣明论方》。

处方组成

熟干地黄、巴戟（去心）、山茱萸、石斛、肉苁蓉（酒浸、焙）、炮附子、五味子、官桂、白茯苓、麦门冬（去心）、菖蒲、远志（去心）各等分。

功效主治

滋肾阴、补肾阳、开窍化痰。主治下元虚衰、痰浊上泛之喑痱证。

现代应用

临床治疗阿尔茨海默病、帕金森病、心血管疾病、脑动脉硬化、中风等疾病都有一定疗效。

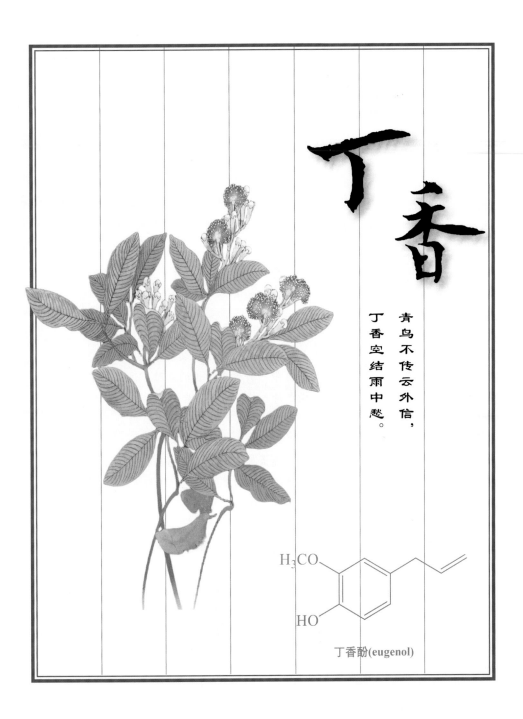

丁香

青鸟不传云外信，
丁香空结雨中愁。

丁香酚(eugenol)

丁香自古以来就备受文人墨客的喜爱，由于自身的颜色、形状、生长季节等特点，被诗人们赋予了高洁的品质以及幽怨的思绪。

江头五咏·丁香

[唐] 杜甫

丁香体柔弱，
乱结枝犹垫。
细叶带浮毛，
疏花披素艳。
深栽小斋后，
庶近幽人占。
晚堕兰麝中，
休怀粉身念。

唐代大诗人杜甫用写实的笔触描绘了柔弱的丁香适合栽种于幽僻之处，与隐士为伴，自带一种远离尘世的幽雅。这也是丁香作为审美意象，首次出现在诗人笔下。清代朱鹤龄注解杜甫诗曰："丁香与幽僻相宜，晚而坠于兰麝，则非其类矣。虽粉身其足惜哉。"柔弱的丁香被赋予了高贵的品质、坚强的个性，它宁可粉身碎骨也不与世同流合污，遂成为作者独立人格的化身。杜甫晚年空怀壮志，无由抒发，便借柔软的丁香咏志，暗抒家国怀抱。

代赠

[唐] 李商隐

楼上黄昏欲望休，
玉梯横绝月如钩。
芭蕉不展丁香结，
同向春风各自愁。

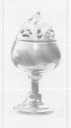

因雨打芭蕉的闲愁，与芭蕉搭档的丁香，便与"忧愁"结下了不解之缘。从李商隐的"芭蕉不展丁香结"到李璟的"丁香空结雨中愁"，丁香作为一个固定意象，便成为忧愁、苦闷的代名词。诗人们带着自身的感情从不同角度审视丁香，使之具有了丰富的意蕴。

宋代词人王质写的《凤时春》有句云："标格风流前辈……除丁香蔷薇酴醾外。便作花王，不是此辈。"王十朋的《点绛唇·素香丁香》有句云："素香柔树，雅称幽人趣。"

丁香

［明］吴宽

花开不结实，
徒冒丁香名。
枝头缀紫粟，
旖旎香非轻。
乃知博物者，
名以香而成。
或者树相类，
惜未南中行。
初栽只一干，
肥壤枿争萌。
分移故园内，
不知枯与荣。
终当问来使，
亦欲如渊明。

陶渊明笔下的菊花在中国文学里，是象征着高雅出尘情致的原型意象，而在吴宽的笔下，丁香也具有了与菊花相同的品质。

丁香花的意象运用不仅仅体现在古典文学中，在许多现当代文学中也被运用，最有代表性的是戴望舒的诗《雨巷》。丁香是美丽、高洁、愁怨三位一体的象征，雨中的丁香更是增添哀愁，以丁香为象征的姑娘恰恰是诗人的忧郁情结的投射。诗中"丁香一样的姑娘"，是诗人赋予心爱的人以"丁香"的品质：多愁善感、凄婉动人、纯洁美丽，又冷漠高傲。古典文学和现当代文学选择丁香作为愁怨、忧愁的象征，并且都有对美好的追求，如美好的志向、美好的爱情等。

认识丁香 欣赏丁香

可观而不入药的丁香

在我国，有两种不同科不同属的植物都叫丁香。诗人笔下描绘的丁香多为木樨科丁香属的植物，因花筒细长如钉且香，故名丁香，又称洋丁香，供人观赏，是著名的庭院花木。此种丁香花序硕大，开花繁茂，花色淡雅，芳香，习性强健，栽培简易，因而在园林中广泛栽培应用。丁香全属约30种植物，我国占25种，为丁香属分布中心。

这种丁香在我国栽培历史已有千年，其分布自中国西南至东北，约跨越15个省份，以西南及秦岭地区种类最多。野生种多分布在海拔800～3 800米的山地，栽培地区则主要在北方各省。虽然有研究单位对木樨科丁香做药理学的研究，证实具有一定药用功效，但《中国药典》未将其收入，不能作为药物使用。

药用丁香分"公母"

我们入药用的丁香，是桃金娘科蒲桃属植物丁香。为常绿乔木或灌木，叶对生，秋季开花，有浓香，聚伞圆锥花序顶生，花萼肥厚，先绿色后转红紫色。入药部位为干燥花蕾，呈研棒状，长1～2厘米。花冠圆球形，直径0.3～0.5厘米，花瓣4片呈复瓦状抱合，为棕褐色或褐黄色，花瓣内为雄蕊和花柱，搓碎后可见众多黄色细粒状的花药。质坚实，富油性。气芳香浓烈，味辛辣，有麻舌感。

中医将尚未开放的花蕾称为公丁香，将开花后所结的果实称为母丁香。唐代陈藏器的《本草拾遗》记载："鸡舌香与丁香同种，花实丛生，其中心最大者为鸡舌，击破有顺理而解为两向如鸡舌，故名。乃是母丁香也。"因母丁香状如鸡舌，又名"鸡舌香"。丁香质坚实而重，入水即沉，常被用来辨别丁香真伪。断面有油性，用指甲划之，有油质渗出。药用者以个大、粗壮、色红棕、油性足、能沉于水、香气浓郁、无碎末者为佳。具有温中降逆、补肾助阳的功效，用于治疗脾胃虚寒、呃逆呕吐、食少吐泻、心腹冷痛和肾虚阳痿。丁香外用具有镇痛作用，比如用于止牙痛，还可治疗口腔溃疡。

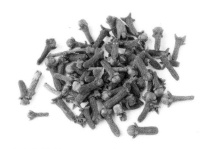

丁香药材

此种丁香原产于印度尼西亚的马鲁古群岛，被人类使用已经有两千多年的历史，多被用于宗教仪式（印度）、婚事（伊朗）、兴奋剂（印尼）以及医药工业。18世纪时，丁香传入东非坦桑尼亚的桑给巴尔，那里的气候和土壤很适合丁香的生长。现在，全球80％的丁香都是出自那里。20世纪70年代末，我国终于在海南等地成功引种丁香。因其悠久的药用和食用历史，丁香已被收入中华人民共和国原卫生部发布的《既是食品又是药品的物品名单》中。

根据东汉应劭《汉官仪》记载，汉恒帝时，有侍中名刁存，年长，有口臭。一日，恒帝赐了刁存一个状如钉子的东西，令他含到嘴里。刁存不知何物，惶恐中只好遵命，入口后又觉味辛刺口，便以为是皇帝赐死的毒药。没敢立即咽下，急忙回家与家人诀别。此时，恰好有一位好友来访，感觉这事有些奇怪，想到刁存之恭谨忠厚，深得皇上嘉许，怎会突然被赐死呢？便让刁存把"毒药"吐出来看看。刁存吐出后，却闻到一股浓郁的香气。朋友查看后，认出那不是什么毒药，而是一枚上等的鸡舌香，是皇上的特别恩赐。虚惊一场，遂成笑谈。

唐代著名诗人宋之问也有一则类似的轶事。据唐代张垍所著《控鹤监秘记》载："户部郎宋之问以诗才受知于后，谄事昌宗，求为北门学士，昌宗为之说项，武后不许。之问乃作《明河篇》赠昌宗，其末云：'明河可望不可亲，愿得乘槎一问津；还将织女支机石，重访成都卖卜人。'武后见其诗，笑谓昌宗曰：'朕非不知其才，但以其有口过耳。'……之问遂终身衔鸡舌之恨。"宋之问因口臭无缘伺奉武则天，断送锦绣前程而终身含丁香。不过，从汉代以后，官员在皇帝面前奏事，嘴里都含嚼鸡舌香以避免口臭，并成为一项礼仪。慢慢地，口衔丁香一词也含蓄地指同朝为官。《魏武帝集》里有一篇《与诸葛亮书》，曹操写了 11 个字："今奉鸡舌香五斤，以表微意。"记载的是曹操送了诸葛亮诸多鸡舌香。曹操是通过丁香向诸葛亮传递信息，隐晦地劝说诸葛亮归降汉天子，自己愿意和他同朝为官。

生活中的本草

丁香的采摘与储藏

6～7月，丁香的花芽开始分化，明显看见花蕾，当花蕾由淡绿色变为暗红色时，或偶有1～2朵开放时，即把花序从基部摘下，勿伤枝叶即可。

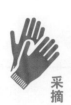
采摘

采收后的丁香花蕾，拣净杂物，于阳光下晒，若天气晴朗，一般晒3～4天即可。为了充分干燥，花蕾不可堆得太厚，而且要定时翻动，晒至干脆易断即为上品丁香。

暴晒

丁香4～6月坐果，并逐渐长成幼果，采收未成熟果实，采收后晒干，即为母丁香。贮藏地点需干燥、通风，预防潮气侵袭，避免因通风不畅而变腐。贮藏期要经常检查，要做好防虫、防鼠工作。要避免与其他有异味的东西一起物品混放。

种植丁香牢记要点

播种

丁香适宜在土层深厚、肥沃、排水良好，pH 5.0～6.0的沙壤土中栽培，用播种及压条繁殖，以播种繁殖为主。最佳播种时间为8～9月。种子平放或直放，胚根朝下，播种后覆土1厘米。鲜果播后35～45天出苗，处理后的种子播后

10天左右出苗，苗长至4～5厘米，具两片幼叶时，即可移植于苗床或移入营养袋里育苗。苗高6～10厘米，有4～6对真叶时移栽实植，移栽时需带土团。

　　丁香喜热带海洋性气候。幼龄树生长缓慢，喜阴，不耐暴晒，生长缓慢；成龄树喜光，需充足阳光才能早开花，开花多。适宜生长的温度为26～30℃，怕寒，忌水涝，不抗风。

　　要勤于浇水。因丁香喜湿，生长过程中需要足够的水分供给，特别是春季移栽后，每7～10天就得浇水一次。因丁香根系浅，雨季时注意排水。

浇水

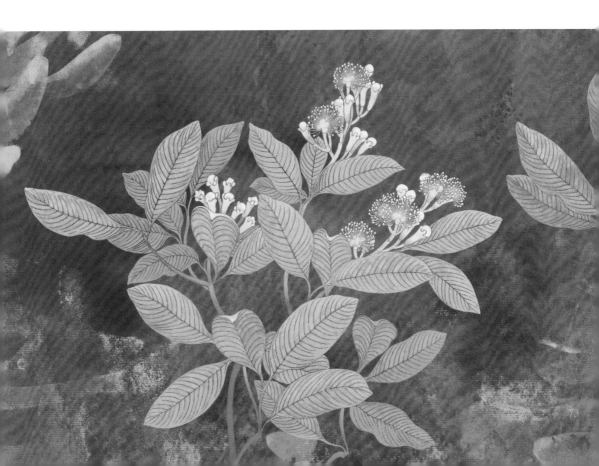

居家养生新体验

增香调味

丁香是一种辛香调味料，常用于烹饪肉类时调味。过去没有冰箱，鲜肉又不好保存，在制作肉干、腊肉的时候就需要天然的防腐剂——香料，丁香、胡椒、桂皮都是必不可少的。丁香的香气之强烈，不用拿近，离着稍远就能闻到它带着辛辣的香气。现代研究表明，丁香含有丰富的挥发油，对多种霉菌、酵母菌、细菌等食品的腐败菌及致病菌具有较强的抑制作用和杀灭效果，同时能降低亚硝酸盐含量，并阻断亚硝胺合成，具有较强的抗氧化性能及较好的热稳定性和酸碱稳定性，且无任何化学残留、毒性和不良反应，符合人们对食品保鲜的绿色、环保要求，是果蔬、肉制品保鲜行业很好的选择。

精油

丁香精油是由丁香提炼而来的挥发性芳香物质，精油颜色为透明无色或淡黄色，有丁香的特殊芳香。露置空气中或贮存日久则渐浓厚而色变棕黄。不溶于水，易溶于醇、醚或冰醋酸。在医生指导下，可用于治疗牙痛、支气管炎、神经痛等，减轻痼疾所造成的不适与疼痛；改善衰弱体质与贫血，驱虫；促进血液循环，治疗皮肤溃疡及伤口发炎，治疗疥癣，改善粗糙肌肤。使用时需注意用量，不可长期使用。

漱口

200 毫升水中滴入 2 滴丁香精油，用来漱口，可消除口腔异味，预防蛀牙及牙龈炎。

按摩

在 20 毫升甜杏仁油中滴入 2 滴丁香精油、5 滴薰衣草精油，调配后按摩腹部，能舒缓胃痉挛，治疗呕吐、腹泻、消化不良。

雾化吸入

使用电子雾化设备，高温雾化后形成气雾，口腔或鼻腔吸入经黏膜吸收，可起到消炎杀菌、振奋精神的效果。

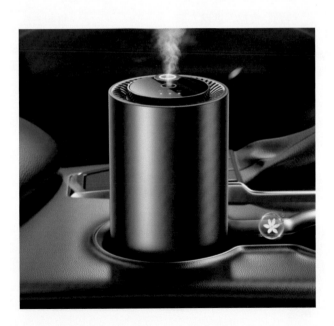

功效美食

丁香鸭

功效

温阳补虚，消食和胃。适用于肾阳不足之阳痿、遗精、腰下阴冷，脾胃虚寒而少食、腹胀、脘腹冷痛、呃逆等症。

原料

鸭子1只，公丁香5克，肉桂5克，草豆蔻5克，生姜5克，葱15克，料酒、食盐、冰糖、麻油若干。

制法

丁香、肉桂、草豆蔻加水煮沸，煎至汁浓，去渣。鸭子去毛及内脏，洗净，加葱、姜同入锅中，加入料酒和准备好的浓汁，开小火将鸭子煮熟。捞出鸭子，锅内剩汁加盐、冰糖稍煮，浇在鸭上，再淋上麻油。

用法

佐餐食用。

丁香梨

功效

化痰生津，益胃滋阴。可以用于痰气交阻或胃阴虚之噎嗝阻塞、吞咽困难、反胃呕吐等症。可作为胃癌、食道癌的辅助食疗。

原料

丁香15粒，雪梨1只，冰糖20克。

制法

雪梨去皮，用牙签在雪梨上扎孔，将丁香放入孔内，上笼蒸熟。冰糖加水煮化，浇在雪梨上，即成。

用法

吃梨，喝汤。

丁香粥

功效

理气开窍，温肾助阳，温中降逆。

原料

大米 80 克，丁香 5 克，生姜 5 克，红糖若干。

制法

丁香洗净，煎汁去渣；大米洗净，倒入丁香汁中，加入生姜、红糖；加水，煮熟煮稠即可。

用法

每天 1 剂，连续服用 3～5 天。

丁香茶

功效

治呃逆，去胃寒，止吐泻。

原料

母丁香 1～2 粒。

制法

丁香擂碎，开水冲泡。

用法

代茶饮。

丁香酒

功效

适用于寒实型慢性肠炎。

原料

丁香 2 粒，黄酒 50 毫升。

制法

丁香放入酒中，上笼蒸 10 分钟。

用法

趁热饮用。

丁香柿蒂散

出处

《伤寒瘟疫条辨》。

处方组成

丁香、柿蒂、人参、生姜。

功效主治

温中降逆、益气和胃。主治胃气虚寒、失于和降、呃逆不已、胸脘痞闷。

现代应用

临床应用于呃逆以及顽固性呃逆、延迟性呕吐等疾病。

木香分气丸

出处

《中国药典》2020版。

处方组成

木香、砂仁、丁香、檀香、醋香附、广藿香、陈皮、姜厚朴、枳实、豆蔻、醋莪术、炒山楂、麸炒白术、甘草、槟榔、甘松。

功能主治

宽胸消胀、理气止呕。用于肝郁气滞、脾胃不和所致的胸膈痞闷、两胁胀满、胃脘疼痛、倒饱嘈杂、恶心呕吐、嗳气吞酸。

现代应用

临床用于肠胃不适、消化困难、腹痛、腹泻等疾病的治疗。

注意

孕妇慎用。

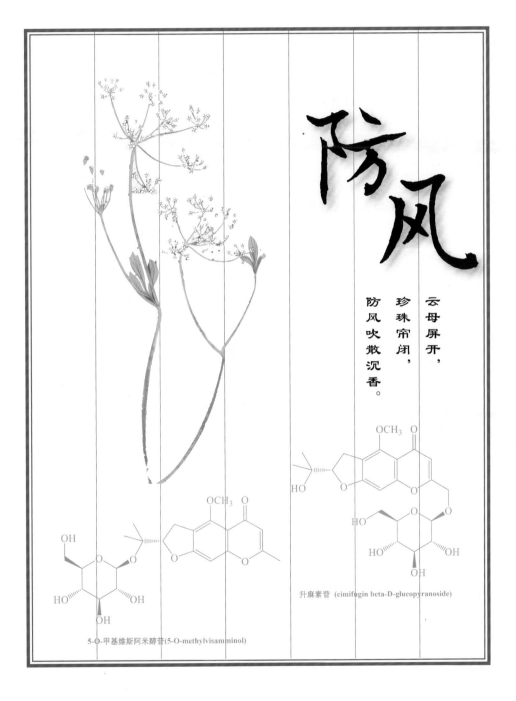

防风

云母屏开，
珍珠帘闭，
防风吹散沉香。

升麻素苷 (cimifugin beta-D-glucopyranoside)

5-O-甲基维斯阿米醇苷(5-O-methylvisamminol)

引药入诗，字字都是草药香气。"铅丹一抺染丛林，丹桂枝头硕果盈。篱倚菊花生雅兴，园栽苍术鼓精神。难防枫叶红如锦，依旧松萝缘似茵。更喜夜明沙月色，重楼独上步青云。"此诗含有铅丹、桂枝、菊花、苍术、防风、松萝、夜明砂、重楼八味中药名。写出了秋天枫叶如丹，枝头硕果累累的景象，加上秋夜的月色，更加令人陶醉！

南宋爱国诗人辛弃疾在前线抗金杀敌时，还用药名给妻子写了一首词来表达他的思念之情。

满庭芳·静夜思

［南宋］辛弃疾

云母屏开，珍珠帘闭，防风吹散沉香。离情抑郁，金缕织硫黄。柏影桂枝交映，从容起。连翘首，惊过半夏，凉透薄荷裳。一钩藤上月，寻常山夜，梦宿沙场。早已轻粉黛，独活空房。欲续断弦未得，乌头白，最苦参商。当归也！茱萸熟，地老菊花黄。

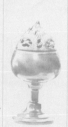

防风防的什么"风"

历代本草都对防风有很高的评价，《日华子本草》说："治三十六般风"，《本草经疏》说："防风治风通用"，《本草正义》说："防风通治一切风邪，故《本经》以'主大风'三字为提纲……诚风药中之首屈一指者矣。"

那什么是"风"呢？中医认为自然界中存在风、寒、暑、湿、燥、火六种正常气候，称为"六气"，六气的变化称为"六化"。他们的变化是万物生长的条件，对人体是无害的，人体会通过自身的调节，从而对其变化产生适应能力。可是，一旦六气的变化超过一定限度，人体不能与之相适应，就会导致疾病的产生。这种情况下的"六气"就被称为"六淫"。而"六淫"中的风，终岁常在，四时皆有。

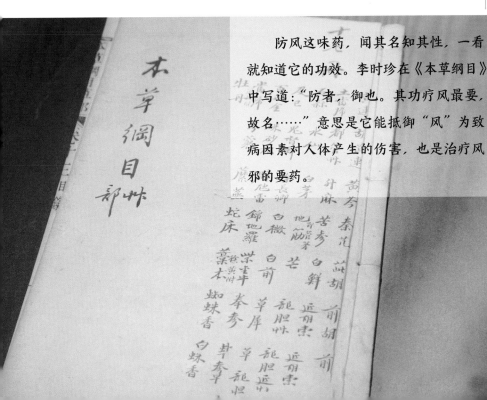

防风这味药，闻其名知其性，一看就知道它的功效。李时珍在《本草纲目》中写道："防者，御也。其功疗风最要，故名……"意思是它能抵御"风"为致病因素对人体产生的伤害，也是治疗风邪的要药。

　　药王孙思邈在他的《备急千金要方》卷八"治诸风方·诸风第二"中，介绍"治风无轻重，皆主之方"的药方"续命煮散"时，讲起了他的一件往事："吾尝中风，言语蹇涩，四肢疼曳，处此方日服四服，十日十夜，服之不绝得愈。"这段话的意思，他曾经得过中风，虽然言语不便、行动艰难，但仍为自己开了处方，每天四次，连续服用十天，终于治愈。中风即脑卒中，是一种危重疾病，轻者偏瘫失语，重者有生命危险。孙思邈此次中风，由于自治及时，得以治愈，非常难得。孙思邈在将此方记入自己的著作时，特地以"续命"命名，是说此方有起死回生之效，他还以自己的治疗经过和效果来证明这张方子的有效性，表明他希望此方能得到后人的重视。此方由 15 味中药组成，其中一味就是防风。孙思邈在他的著作中，介绍了 29 个治疗各类型中风的方子，其中一半以上都用到了防风。

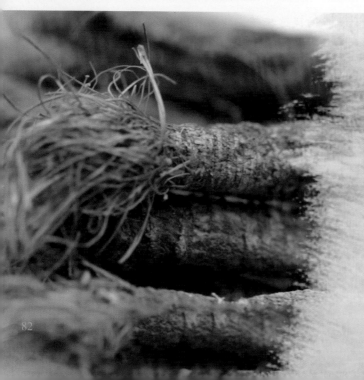

　　防风入药最早见于《神农本草经》被列为上品。前文也说过防风药名含义特殊，读懂药名对于了解药性、应用有很大帮助。但由于历代防风药材产地、品质、风俗习惯的差异，导致其别名也特别多。同名异物和同物异名的现象，给防风的研究带来很多问题。

别名多、产区亦多

《神农本草经》中防风亦称"铜芸"。汉末《名医别录》中出现"百蜚""屏风"的记载。魏晋《吴普本草》又增加"茴芸""茴草""百枝""蕳根""百韭""百种"的别名。这些别名多是突显防风的功效及其原植物的特性。此外，各产地的防风别名也有不同：旁风（吉林、内蒙古、山东），屏风草（辽宁），北风（河北、湖北），旁蒿、旁洪、山防风、山芹菜根、傍风、扦插防风（山东），黄风、黑风、青防风、口防风、硬防风、软防风（河北），云风（云南），关防风、小蒿子防风（黑龙江）。2020版《中国药典》以防风的正名收载。

对于防风植物形态的记载，最早出现在《吴普本草》，但与现今所用的正品防风形态相异。南北朝时期陶弘景在《本草经集注》中记载有"唯实而脂润，头节坚如蚯蚓头者为好"，是防风道地药材植物形态的早期记载。宋代苏颂在《本草图经》中记载了"河中府防风""齐州防风""同州防风"及"解州防风"四种并附图，其中仅有解州防风与现在所用防风相符。明代朱橚《救荒本草》记载："根上黄色，与蜀葵根相类，

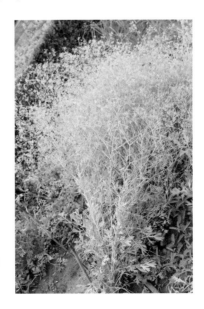

稍细短。茎叶俱青绿色，茎深而叶淡。叶似青蒿叶而阔大；又似米蒿叶而稀疏。茎似茴香，开细白花，结实似胡荽子而大……又有石防风，亦疗头风眩痛。又有叉头者，令人发狂，叉尾者，发痫疾。"对防风植物形态的描述在前人基础上有所改动，与现代所用的防风更加相似。明代李时珍《本草纲目》记载："以黄色而润者为佳，白者多沙条，不堪。"《本草纲目》对防风的植物形态虽未作进一步更新，但防风附图中"果序虽呈伞形……羽状复叶对生"等描述与现代防风差异较大。历代本草中多以现在使用的伞形科植物防风为主流药材，出现的其他近缘植物，如华山前胡、泰山前胡等，曾以防风入药，现仅作地方习用品。

历代本草记载了防风众多产区，但各地对应的防风品种不同。正品防风曾广泛分布于我国北方，历代防风主产于山东、河北、河南、陕西、浙江、江苏、湖北北部，清代以后防风的道地产区北移至黑龙江、吉林、辽宁、内蒙古等地，其中以黑龙江产的防风量大、质优，为防风道地产区，素有"关防风"之称。

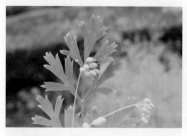 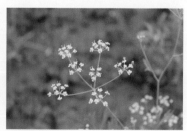

防风果期　　　　　　　　　　防风花期

浑身都是宝的防风

　　防风的入药部位为干燥根，呈长圆锥形或长圆柱形，下部渐细，有的略弯曲，长 15 ～ 30 厘米，直径 0.5 ～ 2 厘米。表面为灰棕色或棕褐色，粗糙，有纵皱纹，多数横长皮孔样突起及点状的细根痕。根头部有明显密集的环纹，有的环纹上残存棕褐色毛状叶基。体轻，质松，易折断，断面不平坦，皮部棕黄色至棕色，有裂隙，木部黄色。气特异，味辛、甘，性微温，归膀胱、肝、脾经，具有祛风解表、胜湿止痛、止痉的功效，用于感冒头痛、风湿痹痛、风疹瘙痒、破伤风。

　　防风花、叶、果实均可入药，如《名医别录》载防风"叶，主治中风热汗出"；《药性论》载"花主心腹痛，四肢拘急，行履不得，经脉虚羸，主骨节间疼痛"；《新修本草》载"子似胡荽而大，调食用之香，而疗风更优也"。

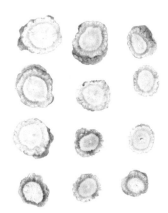

防风饮片

生活中的本草

种植防风的注意事项

　　野外防风一般生长于草原、丘陵、多砾石山坡，因此防风对土壤的要求不太严格，但应选择地势高、干燥的向阳处，土壤以疏松肥沃、土层深厚、排水良好的沙质壤土最适宜。防风是深根植物，主根粗长，全体无毛，垂直生长，二年生根长 50～70 厘米，株高 30～100 厘米。因此，在秋天要求对土地进行深翻达 40 厘米以上，早春整平耙细，拾净根茬和杂物，为防风生长创造良好的基础条件。

　　由于防风适应性强，耐寒、抗旱性强，只要保证全苗，生长期间管理比较简单。为促进生长和发育也可采取一些促控措施。一般情况下，第一年人工栽培防风，很少表现缺肥和缺水症状。只有播种在沙质壤土或遇严重干旱天气时，在定苗后需适当追肥浇水。要及时拔除杂草。防风根皮表面为浅黄棕色，花期为 8～9 月，果期为 9～10 月。生长的旺盛时期在 6～8 月，正逢雨季，田（畦）间发生洪涝和积水要及时排除，并随后进行中耕，保持田间地表土壤有良好的通透性，以有利于根系生长。

　　因防风第二年将有 80％以上植株抽薹、开花、结实，地上植株开花以后，地下根开始木质化，严重影响药用根质量或失去药用价值。为此，两年以上除留种田外，必须将花薹及早摘除。一般需进行 2～3 次，见薹就打掉，避免开花消耗养分，影响根的发育。

深翻

防旱防涝

摘薹

采挖

储存备制如何做

栽种品一般在第二年开花前或冬季收获；早春用根苗栽的可于当年冬采收，均以根长达 30 厘米以上、粗 0.5 厘米以上时才挖采。采收早，产量低，采收过迟则根易木质化。收获时宜从畦的一边挖一条深沟，然后一行行掘起，露出根后用手扒出，防止挖断。

采收后，除净残茎、细梢、毛须及泥土，晒至九成干时，按粗细长短，分别捆成重 250 克或 50 克的小捆，再晒或烤至全干即成。一般亩产 300～400 千克。

晒

防风药材以身干，无虫蛀、霉变，无根须及毛头，根条粗壮，断面皮色浅棕，木质部色浅黄者为优。贮藏于通风、阴凉、干燥处。防风商品的安全水分为 11%～14%，贮藏适宜温度为 30℃以下，相对湿度为 0%～75%。防风易受潮发霉、泛油、虫蛀，贮藏期间应定期检查。高温、高湿季节到来之前，可密封抽氧、充二氧化碳养护。受潮品可进行摊晾或翻垛通风，然后重新包装贮藏，一般可贮存 2～3 年。

防潮

居家养生新体验

香囊

预防流感香囊：选取防风、苍术、艾叶、藿香、白芷、薄荷、川芎、肉桂这八味药材，去除杂质，于烘箱内干燥粉碎，将粉碎的药末装入无纺布袋中，每袋装药5克，外加透气性较好的棉麻布袋制成香囊袋剂。

治疗小儿呼吸道感染：选用生黄芪、炒苍术、防风、辛夷、白芷、花椒六味药材，去除杂质粉碎，将粉碎的药末装入无纺布袋中制成香囊。每晚放于枕边，白天用塑料袋包住，以免泄气。30天换一次药，2个月为一个疗程。

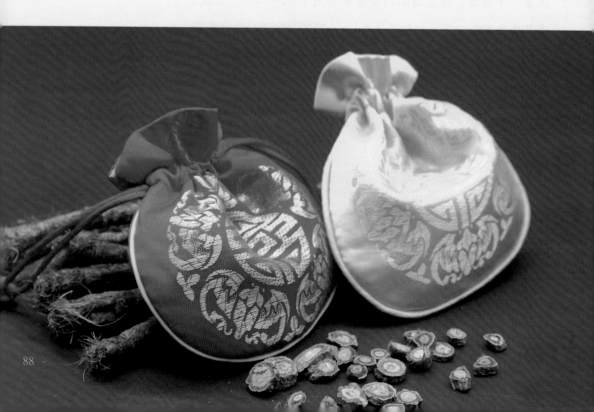

精油

防风精油具有消炎，改善消化道、呼吸道功能等多种作用。合理使用防风精油可以缓解多种疾病的症状，提高生活质量。

（1）舒缓疼痛：防风精油具有镇痛和消炎作用，可有效减轻肌肉和关节疼痛，可用于缓解关节炎、牙痛、肌肉扭伤等不适症状。

使用方法：将适量精油稀释后涂抹在患处，并轻轻按摩。

（2）缓解呼吸问题：防风精油具有祛痰止咳的特点，可用于缓解呼吸道问题，对咳嗽、哮喘等症状有显著的改善作用。

使用方法：在房间内用香熏灯散发精油，或在热水中滴几滴精油进行蒸汽吸入。

（3）促进消化：防风精油可刺激胃肠道的运动，促进消化和吸收，对于胃痛、消化不良和胃肠胀气等问题有帮助。

使用方法：将适量精油稀释后按摩腹部。

功效美食

防风二仁饮

功效

祛风，渗湿，止痛。本品特别适宜慢性肝炎兼风寒湿痹患者食用。

原料

防风 9 克，桃仁 6 克，薏苡仁 20 克，白糖 20 克。

制法

把桃仁去皮、心、尖，洗净；防风润透切片；薏苡仁去杂质，洗净。把薏苡仁、防风、桃仁同放炖锅内，加水 250 毫升，大火烧沸，改小火煎煮 50 分钟即成。

用法

代茶饮用。

防风粥

功效

祛风解表，温胃化湿。

原料

防风10克，生姜5克，葱白2根，粳米100克。

制法

先将防风、生姜、葱白洗净，共入砂锅煎半小时左右，取汁与粳米同煮为稀薄粥食。

用法

温热服用。

防风祛湿粥

功效

祛风湿，止痛。

原料

防风20克，防己15克，粳米100克、薏苡仁50克。

制法

防风、防己水煎取汁，加入粳米、薏苡仁熬粥。

用法

分次食用。

防风甘草绿茶饮

功效

祛风，散寒，燥湿，对结肠过敏腹泻有效。

原料

防风40克，甘草60克，绿茶4克。

制法

二味中药加水1000毫升，煮沸3～5分钟后加入绿茶4克，即可饮用。

用法

每日1剂，分5次温饮。

薏苡仁防风茶

功效

祛风去湿，通经宣痹。适用于风湿侵及经络而引起的肢节沉重作痛，甚至微肿发热。

原料

薏苡仁30克，防风10克。

制法

将以上2味中药入水同煎，去渣，取汁。

用法

代茶饮用，或每天一两次，连饮1周。

防风藿香粥

功效

散寒燥湿。

原料

防风12克，藿香6克，白豆蔻3克，葱白3茎，粳米100克。

制法

将防风、藿香、白豆蔻、葱白加水适量，煎煮10分钟，去渣取汁备用。另将粳米加水煮至近熟，加入药汁，煮成稀粥。

用法

温热服用。

小续命汤

出处

《备急千金要方》。

处方组成

麻黄、防己、人参、黄芩、桂心、甘草、芍药、川芎、杏仁、附子、防风、生姜。

功效主治

治中风欲死、身体缓急、口目不正、舌强不能语、神情闷乱。

现代应用

临床用于中风及中风后遗症的治疗。

三痹汤

出处

《妇人大全良方》。

处方组成

川续断、姜汁炒杜仲、防风、桂心、细辛、人参、茯苓、当归、白芍药、甘草、秦艽、生地黄、川芎、川独活、黄芪、川牛膝。

功效主治

益气活血，补肾散寒，祛风除湿。主治血气不足，手足拘挛、风痹、气痹。

现代应用

临床用于风湿、骨科疾病的治疗。如治疗类风湿关节炎、腰椎间盘突出、肩周炎、强直性脊柱炎等。

羌活胜湿汤

出处

《内外伤辨惑论》。

处方组成

羌活、独活、藁本、防风、炙甘草、川芎、蔓荆子。

功效主治

祛风，胜湿，止痛。主治风湿在表之痹症。

现代应用

临床用于治疗颈椎病、腰椎间盘突出、关节炎、面神经麻痹、头痛、过敏性紫癜、功能性水肿等疾病。

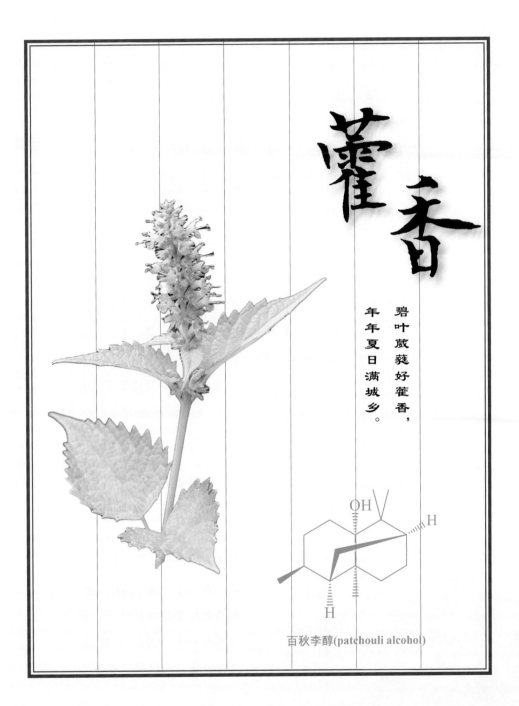

藿香

碧叶葳蕤好藿香，
年年夏日满城乡。

百秋李醇(patchouli alcohol)

本草诗·藿香

[清] 赵瑾叔

藿香入药叶多功，
洁古东垣用颇同。
佳种自生边海外，
奇香半出佛经中。
安胎不使酸频吐，
正气须知暑可攻。
噙漱口中能洗净，
免教恶秽气犹冲。

清代诗人赵瑾叔在诗中把广藿香的产地、功效、用途等描述得非常生动。

江淹是梁朝著名的政治家、文学家，也是"江郎才尽"中的"江郎"，他曾作《藿香颂》："桂以过烈，麝以太芬，摧沮天寿，夭抑人文。谁及藿草，微馥微薰，摄灵百仞，养气青云。"他道出了藿香用于香薰中的重要作用和舒适惬意的独特香气。

藿香是唇形科多年生草本植物，也是常用的中药之一。李时珍《本草纲目》中有言："豆叶曰藿，其叶似之，故名。"这里的"藿"指的是豆类植物的叶子，因藿香叶子和大豆叶子相似，且有香味，所以叫"藿香"。

都叫藿香，却大有不同

叫藿香的植物常见的有两种。一种叫广藿香，中药名和植物名都叫广藿香，为唇形科刺蕊草属植物，主产于南方。《中国药典》中记载的"藿香"就是广藿香，它是我们常用的中药，如名方藿香正气散、藿香正气水中的君药就是广藿香。另一种则是唇形科藿香属植物，植物名叫藿香，中药名叫土藿香、苏藿香等，在我国分布较广，是我们最为常见的藿香。它常作为药材藿香入药，还是一味药食同源的药材。

藿香叶入药有很多的功用，金代两位名医张元素和李东垣用法颇为相同，都喜欢用藿香叶。如李东垣著的《珍珠囊补遗药性赋》记载："藿香叶，味甘性温无毒，可升可降，阳也。其用有二：开胃口，能进食欲；止霍乱，仍除呕逆。"

前文诗中"安胎不使酸频吐，正气须知暑可攻"，道出藿香具有防治胎前呕酸，祛暑的作用。据《中国药典》记载，广藿香有芳香化浊、和中止呕、发表解暑的功效。常用于湿浊中阻、脘痞呕吐、暑湿表证、湿温初起、发热倦怠、胸闷不舒、寒湿闭暑、腹痛吐泻、鼻渊头痛等。"噙漱口中能洗净，免教恶秽气犹冲"，这句指出藿香煎水漱口能除口臭，其气味芳香，能胜湿辟秽。

香草传说 ｜ 广藿香还是佛门用香料

"奇香半出佛经中"，这句诗是说藿香为佛门常用品。藿香在佛经典籍中有不少记载，如《楞严经》中"兜娄婆香"，《法华经》中的"多摩罗跋香"，《金光明经》中的"钵怛罗香"以及《涅槃经》中的"迦算香"等，都是广藿香的异名，可见藿香是在佛教中使用非常广泛的一种合香原料。

藿香与广藿香，花叶有什么不同

藿香常用种子繁殖，出苗后叶片卵形，边缘有波状圆齿，顶部一对叶常带紫色，叶脉深陷。藿香是多年生草本植物，温度适宜时可以从老根部发出新苗，被霜打过的藿香叶还常带紫红色。

藿香壮苗期可以看到其茎呈四方形，叶片上面呈橄榄绿色，下面色稍淡，卵状心形、长卵形至披针形，叶下面常有微柔毛。

9～11月藿香结果，成熟小坚果呈卵状长圆形，褐色，腹面有棱，先端有短硬毛。

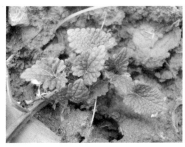

霜打的藿香叶

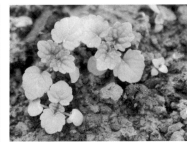

藿香幼苗

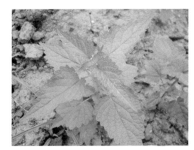

藿香壮苗期

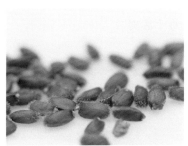

藿香的果实

藿香花期

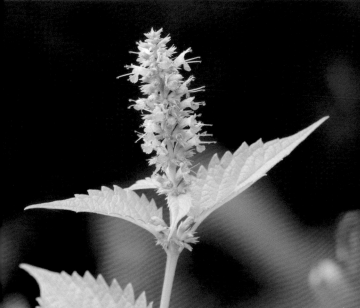

6～9月藿香开花，小花轮伞状密集，组成穗状花序。花冠为淡紫蓝色，长约8毫米，外被微柔毛，冠檐二唇形，下唇3裂，中裂片较宽大，侧裂呈片状半圆形。

广藿香为多年生草本或半灌木，其茎直立，也呈四方形，明显被绒毛。叶圆形或宽卵圆形，先端钝或急尖，基部楔状渐狭，边缘具不规则的齿裂，草质，上面深绿色，被绒毛，老时渐稀疏，下面淡绿色，被绒毛，侧脉约5对。

藿香和广藿香茎皆四方形，叶都对生；但在形态上还是很好区别的，藿香的茎叶都较为光滑，有时被微柔毛，叶片心状卵形至长圆状披针形，基部心形，花期6~9月，为淡紫蓝色，花丝无毛；而广藿香各部位通常密被绒毛，叶片圆形或宽卵圆形，基部楔形，花期4月，花冠呈紫色，花丝具髯毛，易于区别。

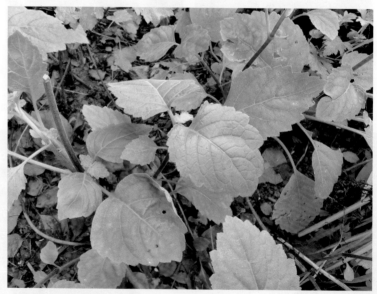

广藿香

野外如何寻藿香

　　藿香的适应性较强，对土壤要求不严，喜微潮土壤环境，以土层深厚肥沃而疏松的沙质壤土或壤土为佳。怕积水，在易积水的低洼地种植，根部易腐烂而死亡。喜高温、阳光充足环境，在荫蔽处生长欠佳，地下宿根冬季耐寒。而广藿香性喜温暖、湿润，喜肥，有一定荫蔽的地带最好，幼苗则怕强光。

　　在野外，藿香通常都生长在山坡、田埂、山路旁及乡村屋旁路边等。如果遇到，可用锄头或铲子将其根挖出，尽量让根带上一些土壤，用湿润的报纸或吸水纸包裹，保证根部水分和湿度，外用塑料袋小心包裹固定，修剪掉部分叶子和枝条，将其移栽至家中庭院或盆子里。

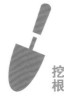
挖根

移栽

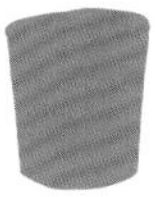

种植藿香的不同方式

　　藿香可用种子播种或宿根栽植。藿香的老根可以第二年萌发，但其茎不能扦插繁殖。藿香的种子应保存于纸袋或布袋中，需要透气保存，尽量晾干，不要在太阳下暴晒。种子繁殖一般在 4 月中下旬播种。播种前，将苗床每平方米施

播种

右侧竖排：生活中的本草

腐熟人畜粪水2.5～3千克，湿润畦面作基肥，整平耙细后播种。播种方式可分为撒播和条播。适宜藿香生长的温度为20～25℃，温度过高或过低时生长缓慢。6月以后，气温升高，雨季来临，藿香进入旺盛生长期。盆栽时可在株高40～50厘米时摘心，促进侧枝萌发，植株枝叶更丰满，株形更优美，茎叶产量也更高。

摘心

扦插

广藿香除用种子繁殖外，还可压条或扦插繁殖，一般扦插繁殖较快。可剪取部分健壮枝条，去除叶片，将下部用水浸泡带回。若不方便时，可以将下部用湿布、润湿的纸巾等包裹保湿，再放入塑封袋中及时带回扦插。扦插时将广藿香剪成15厘米一段，下部斜切，上部截平或斜切皆可，将剪下的茎枝下部2/3插入湿润柔软的壤土中，上部留出一节以利发芽。盆栽可放阴凉干燥处，待芽萌发至2～3厘米长时可转移至具一定荫蔽度的地方生长。在华东地区，冬季上冻时容易冻坏植株，宜培土、堆草秆或搭棚保暖，家庭盆栽的可移至室内，待天气回暖后移至室外阳台等地。

还可以选择采摘藿香或广藿香的成熟果实带回用于播种，采集时尽量选择叶大花大、品质优良、无病虫害的优良植株。

收获藿香如何储存备制

入食的藿香在播种当年即可收获，且收获的新藿香叶子多，叶片质量也好，以茎枝色绿、茎叶干、叶多、香气浓郁者为佳。一般在 5～6 月采摘嫩茎叶或幼苗食用；现蕾开花时，采摘花序洗净、切段，放入酱中调味；也可采集其新鲜叶片，或将鲜叶片阴干至六七成干时，多片叶叠成叠，用橡皮筋或绳子捆成小把，待干燥后保存备用，或将其冷冻保存。

入药的藿香或广藿香一般在枝叶茂盛时采割地上部分，日晒夜闷，反复至干。也可以阴干，阴干后可用塑封袋装好，密封保存于阴凉干燥处。如茎秆粗壮不便保存，也可以趁鲜切成段，阴干后置阴凉干燥处保存，或较干燥后，用塑封袋包装密封保存。

晒

阴
干

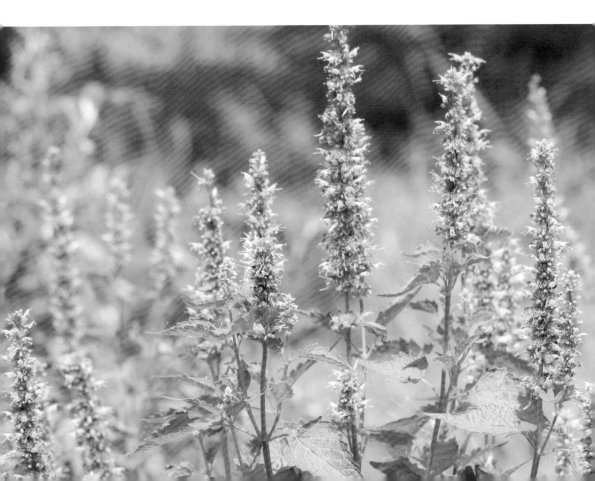

居家养生新体验

香囊和熏香

藿香和广藿香主要含有藿香酮、甲基胡椒酚、藿香醇、广藿香烯、丁香酚、苯甲醛、桂皮醛等有效成分，具有抗菌、消炎、扩张微血管、促消化、收敛止泻、镇静等药理活性。藿香和广藿香的挥发性成分味道都很好闻，又有抗炎抑菌等功效，也常用于制作香囊。

防疫香囊

原料

藿香或广藿香 15 克，艾叶 10 克，草果 10 克，苍术 15 克，白芷 15 克，石菖蒲 15 克，冰片 3 克。

制法

将前六味药材按上述比例混合打成粗粉，或取上述前六味药材粗粉末，配合冰片轻磨成粉末，混匀各药材，装入香囊内袋（透气性无纺布袋或茶袋）中，束紧或扎紧封口，装入香囊外袋中即成。做好的香囊可随身佩戴或挂于脖颈下。

功效

芳香辟秽，化浊解毒。

[注] 本方为国医大师周仲瑛教授为新冠病毒感染预防和康复后的辅助治疗所开的香囊配方。

防流行性感冒香囊

原料

广藿香或藿香 20 克，佩兰 15 克，防风 15 克，白芷 15 克，苍术 10 克，艾叶 15 克，川芎 15 克，石菖蒲 6 克，薄荷 6 克。

制法

取上述药材或倍量药材，打成粗粉，取适量装入香囊内袋中，收紧封口，装入香囊外袋中即成。备用。

功效

预防感冒，改善睡眠。

［注］应用时将香囊佩戴于身上，或置于经常活动的范围内，如床头、枕头边等，不定时嗅吸。

除了制作香囊，藿香和广藿香也常被用于制作熏香，如香饼、线香等。《太平惠民和剂局方》中记载"芬积方"处方："沉香（锉）二十五两，笺香、檀香（锉，茶清浸，炒黄）、甲香（炭火煮两日，以蜜、酒煮熟）、沙木炭各二十两，丁香、藿香（叶）、麝香（研）、零陵香（叶）、亚硝（研）各十两，脑子（研）三两，梅花脑（研）二两。上除研药外，为细末，用蜜十两炼，同研药，常法烧。"明朝李时珍《本草纲目》记载，线香常用白芷、川芎、独活、甘松、山柰、丁香、藿香、藁本、高良姜、角茴香、连翘、大黄、黄芩等这一类药材打成粉末，按适当比例加减后混合，用榆皮面作糊制成。

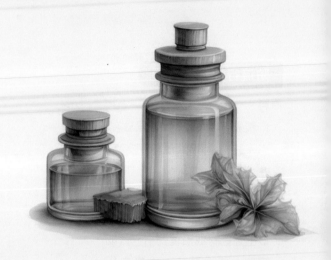

精油

藿香含挥发油，可提炼精油。藿香精油常常被用作食品、化妆品和工业香料。广藿香精油具有扩张微血管、促消化、收敛止泻、抗菌、镇静、消炎、促进伤口愈合及除臭等作用。

净化空气

将适量纯净水放入喷雾器中，滴入3~4滴藿香精油喷洒，以达到清除空气中的污染物质，抗菌、抗病毒等效果。

熏香

在熏香器具中滴入3~4滴藿香精油，以加热方式使挥发成分散布于空气中，经呼吸吸入体内发挥效用。可改善精神、调节情绪、缓解压力、使注意力集中，对失眠、焦虑、烦躁、头痛等有较好的疗效。

标本或书签

　　藿香和广藿香的花较小，聚集成一轮轮美丽的花簇，较为好看；藿香的叶片为卵形，绿色，十分耐看；广藿香的叶可以制作成精美的书签。

　　（1）采集：选择叶片完整，带花蕾或开放花的枝条，或较小的叶片，用枝剪剪下，长度为5～20厘米。

　　（2）压花：将其放在标本夹上，用吸水纸夹住，束紧标本夹，每天换纸，直至压干。

　　（3）干燥：烘干机或暖风机对着标本瓦楞纸竖孔方向吹热风，至干燥为止。

　　（4）修饰或剪裁成标本或书签：干燥后的标本可以上台纸，缝制成标本，贴上采集签和鉴定签即可，可加框上墙作为装饰品。或用于制作书签。取适量枝叶修剪，放入卡片中布局好，可作适当修饰或加绘画、书法等，然后放入塑封膜中塑封，也可在塑封膜中布展和修饰。确保标本不要太厚，放入塑封机中塑封好。最后根据卡纸大小进行剪裁，可在上段留出空白，用于打孔，打孔后加上丝带流苏装饰即可。

功效美食

藿香叶茶

功效

解暑热，化暑湿，止吐泻。

原料

藿香叶 6 克，佩兰 6 克，甘草 2 克。

制法

将藿香叶、佩兰、甘草放入清水中洗净，放入干净的茶壶中，倒入沸水泡 10～20 分钟。

用法

代茶饮。

藿香粥

功效

祛暑化湿，除口臭。

原料

藿香叶 10 克（鲜品 30 克），薄荷叶 6 克（鲜品 10 克），粳米 50 克。

制法

将藿香、薄荷叶洗净，入锅，加入适量清水煎 5 分钟，取汁待用，将粳米淘洗干净，入锅内，加水适量，煮至粥熟，加入藿香薄荷汁，再煮一二沸即可。

用法

佐餐食用，连续食用 3～5 天。

藿香鲫鱼

功效

消暑，祛湿，理气。

原料

鲫鱼1条，黄瓜1根，泡姜、泡辣椒、泡青菜少量，大葱、姜、蒜、藿香、豆瓣酱适量。

制法

鲫鱼两面都开小刀口，用盐和料酒腌制15分钟；黄瓜切丁，泡姜、泡辣椒、泡青菜、大葱、姜、蒜切好，放盘中准备，藿香切碎；把腌好的鱼放入油锅内煎，煎至两面都变色后捞起；锅内加入适量的油，加入豆瓣酱，将准备好的调料倒入锅内一起炒至闻到泡菜香味；锅内加入适量的水，将煎好的鱼放入锅中，煮3～4分钟；待鱼煮熟后即可将鱼起锅，放入盘中。

用法

佐餐食用，连续食用3天。

藿香姜枣饮

功效

益脾和胃，止呕。用于脾胃虚弱、呕吐、胸脘痞闷、食欲不佳等病症。

原料

藿香嫩叶25克，姜片5克，红枣5枚，白糖适量。

制法

将藿香叶、姜片、红枣分别洗净；锅内加水适量，放入姜片、红枣煮沸20分钟，再加藿香煮10分钟，调入白糖搅匀即可。

用法

代茶饮，不拘时服。

藿香饼

功效

消暑祛湿,芳香化浊。

原料

藿香叶 40 克,面粉 200 克,鸡蛋 1 个,食盐、油、水等适量。

制法

先将藿香鲜嫩叶拣去杂物,用清水洗净,沥干水;藿香叶切碎,与鸡蛋、面粉和食盐放入一个稍大的碗里,缓缓加入适量水,搅拌均匀成面糊;在平底锅内倒少量油,将面糊倒入平底锅烙饼;当面饼中间开始往上鼓时,晃动平底锅使面饼与平底锅分离,将面饼翻面继续烙 2 分钟左右出锅,将烙好的饼切好,摆盘即可。

用法

佐餐食用,连续食用 5~7 天。

漱口水

藿香叶或藿香精油还可以制作漱口水,可以除口臭。王好古说:"饮酒口臭,煎汤漱之。"《摘元方》记载:"香口去臭,藿香洗净,煎汤,时时噙漱。"生活当中,想要口气清新,除口臭,可以摘取新鲜藿香叶数枚,泡沸水,冷却后用于漱口,也可以用干燥叶微微煮沸后冷却,用于漱口。自制的藿香漱口水既省事,又有效,还能感受藿香的清新。

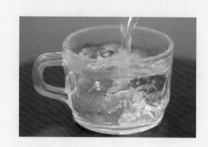

藿香正气散

出处

《太平惠民和剂局方》。

处方组成

大腹皮、白芷、紫苏、茯苓、半夏曲、白术、陈皮、姜汁炙厚朴、苦桔梗、广藿香、炙甘草。

功效主治

解表化湿，理气和中。用于外感风寒、内伤湿滞或夏伤暑湿所致的感冒；症见头痛昏重、胸膈痞闷、脘腹胀痛、呕吐泄泻；胃肠型感冒见上述证候者。

现代应用

治疗带下病、眩晕病、经行泄泻、小儿皮疹、急性肠胃炎、胃肠功能紊乱、过敏性紫癜、荨麻疹、夏季皮炎、肠系膜淋巴结炎、梅尼埃病、乙型肝炎、食物中毒等。

不换金正气散

出处

《太平惠民和剂局方》。

处方组成

姜厚朴、藿香或广藿香、甘草、煮半夏、米泔浸苍术、去白陈皮各等分。

功效主治

治四时伤寒、瘴疫时气、头疼壮热、腰背拘急；五劳七伤、山岚瘴气、寒热往来、五膈气噎、咳嗽痰涎、行步喘乏；或霍乱吐泻、脏腑虚寒、下痢赤白，并宜服之。

现代应用

治疗肠易激综合征、溃疡性结肠炎、慢性胃炎、小儿口臭、梅尼埃病、慢性阻塞性肺疾病、化疗相关性腹泻等。

甘露消毒丸

出处

《中国药典》2020版一部。

处方组成

水飞滑石、茵陈、黄芩、石菖蒲、川贝母、木通、射干、豆蔻、连翘、藿香、薄荷。

功效主治

芳香化湿，清热解毒。用于暑湿蕴结、身热肢酸、胸闷腹胀、尿赤黄疸。

现代应用

治疗甲型病毒性肝炎、肝硬化、急性胆囊炎、胃肠炎、感冒、皮肤湿疹、口舌疱疹、支气管炎、肺炎、胸膜炎、痔疮、肾病等。

暑湿感冒颗粒

出处

《中国药典》2020版一部。

处方组成

广藿香、防风、紫苏叶、佩兰、白芷、苦杏仁、大腹皮、香薷、陈皮、生半夏、茯苓。

功效主治

清暑祛湿，芳香化浊。用于暑湿感冒，症见胸闷呕吐、腹泻便溏、发热、汗出不畅。

现代应用

治疗上呼吸道感染及腹泻等。

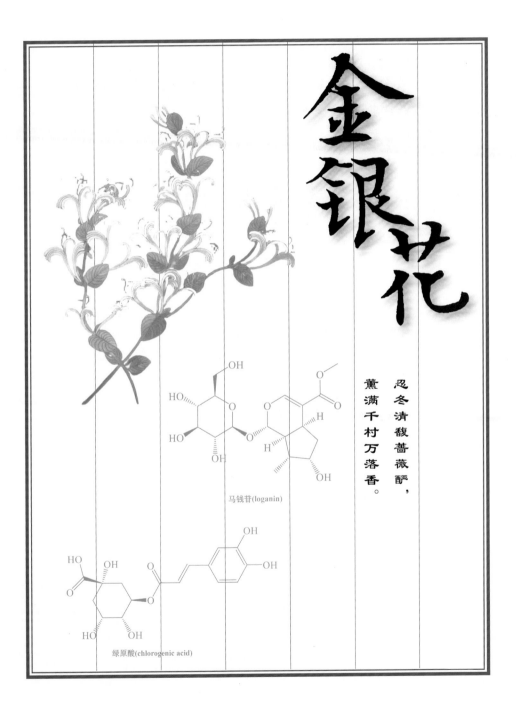

金银花

忍冬清馥蔷薇酽，
薰满千村万落香。

马钱苷(loganin)

绿原酸(chlorogenic acid)

忍冬，别名金银花，常是诗人吟咏的对象，宋代诗人范成大在诗中描绘了金银花和蔷薇的美丽、芳香，表达了对花儿们的喜爱之情。

余杭

[宋] 范成大

春晚山花各静芳，
从教红紫送韶光。
忍冬清馥蔷薇酽，
薰满千村万落香。

诗中描绘了浙江余杭晚春山花各自开始开放，金银花清香馥郁，蔷薇花香气浓郁，各个村庄都溢满了自然的芳香，诗人沉醉在这种惬意、祥和的自然田园风光之中。

忍冬的花可开两季，一般 4～7 月开花，清代诗人陈曾寿在诗中说明了忍冬花通常的花开时间。

忍冬花

[清] 陈曾寿

疏篱翠蔓玉交加，
雨后清香透幔纱。
独表芳心三月尽，
忍冬宜唤忍春花。

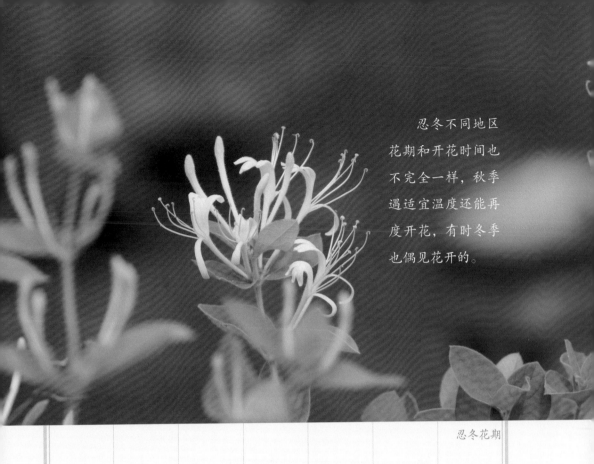

忍冬不同地区花期和开花时间也不完全一样，秋季遇适宜温度还能再度开花，有时冬季也偶见花开的。

忍冬花期

回春谷

[元] 赵秉文

冰崖雪柱道人家，
谷榜回春事已夸。
却恐阳和在泉底，
未春先发忍冬花。

诗中的金银花还没到春天就已经开花，说明冬季有时也可开花。

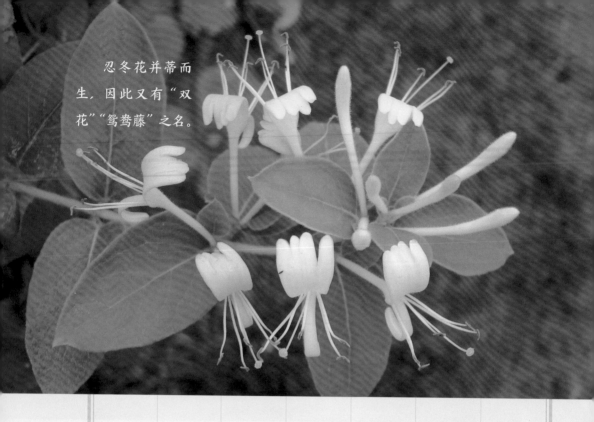

忍冬花并蒂而生，因此又有"双花""鸳鸯藤"之名。

金钗股

[清] 王夫之

金虎胎含素，
黄银瑞出云。
参差随意染，
深浅一香薰。
雾鬓欹难整，
烟鬟翠不分。
无惭高士韵，
赖有暗香闻。

诗中"金钗股"就是指金银花。诗中形象地描述了金银花开放时的形态，最后一句还指出它还有好闻的香味。金银花刚开放时为银白色，1~2天后会变成金黄色，同枝有两色花，故名"金银花""二宝花"。另外，它的花朵都是两朵花并蒂而生，而且这并蒂而生的两朵花通常都是同时生长、变色、凋落，可谓形影不离。

药食两用花与藤

金银花是一种常绿木质藤本植物，它的学名叫忍冬，是忍冬科的"科长"。忍冬因叶寒冬不凋，故名。金银花也是一味常用的药食两用的中药，其花蕾或带初开的花入药，性寒，味甘，有清热解毒，疏散风热的功效。

金银花既清气分热，又能清血分热，是治疗阳性疮疡的要药。临床上金银花的常见制剂很多，如银翘解毒片、银黄片、银黄注射液、双黄连口服液等。用蒸馏法提取金银花的芳香性挥发油及水溶性馏出物即为"金银花露"，具有清热解毒的功效。常用于中暑、发热口渴、咽喉肿痛、痱疹鲜红、头部疖肿和小儿风热感冒等，夏季用以代茶饮，能治温热痧痘、血痢等症。金银花还是很多凉茶饮料的原材料。

另外，金银花的茎藤也可入药，称忍冬藤，味甘，性寒，能清热解毒、疏风通络，常用于温病发热、热毒血痢、痈肿疮疡、风湿热痹、关节红肿热痛等。

忍冬的枝、蕾、花、果

春天万物复苏，金银花也开始冒芽，远看犹如蝴蝶般点缀在盘曲的老枝上，可以看到它翠绿色的嫩叶上长满了许多柔毛，老枝则常见有半脱落的栓皮。

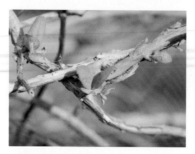

忍冬老茎藤

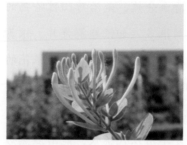

忍冬花蕾

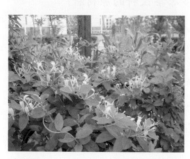

忍冬花

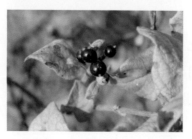

忍冬果期

通常4～5月，金银花含苞待放，犹如一根根小小的香棒或火柴棒，上头大，下头小，表面还长满了腺毛和柔毛。

开放的金银花姿态优美，从花冠喉部探出5根雄蕊，还有一根如长烟管的雌蕊，顶端雌蕊柱呈黄绿色，为半球状。

双双并蒂开放的花朵，犹如亲密的情侣，在相依相偎，诉说着岁月的酸甜苦辣。

秋冬时果实成熟呈黑色、球形，表面泛着光泽。

忍冬属植物的花通常被当作金银花入药，忍冬（金银花）的"兄弟"灰毡毛忍冬、红腺忍冬、华南忍冬或黄褐毛忍冬的干燥花蕾或初开的花被称为"山银花"，具有金银花的功效，常代金银花使用，特别是在一些凉茶饮料中使用较多。但是公园里常见的忍冬属植物郁金忍冬、盘叶忍冬和京红九忍冬则不应作为金银花或忍冬藤入药，它们和忍冬有些相似，常容易被大家误采入药。

郁金忍冬在公园中常为灌木状，稀为藤本，花短，花蕊不伸出冠外，容易和忍冬区别。

盘叶忍冬花色深红，花下对生的苞叶或叶片连合包被花茎，也容易区分。

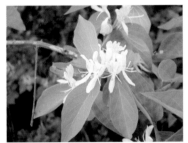

郁金忍冬

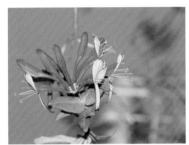

盘叶忍冬

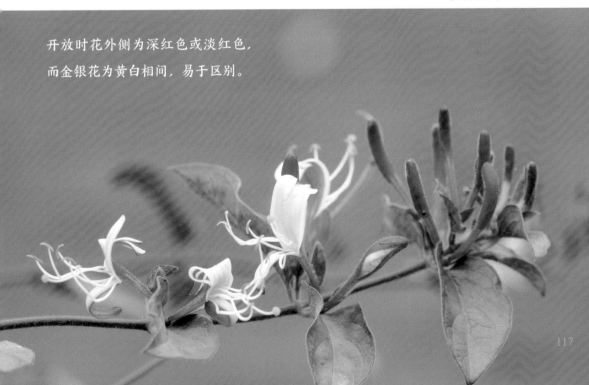

京红九忍冬

开放时花外侧为深红色或淡红色，而金银花为黄白相间，易于区别。

生活中的本草—

如何带野生金银花"回家"

金银花的适应性很强，耐寒、耐热、耐旱、耐涝、耐酸碱，对土壤要求不严，根系密、萌蘖性强，比较好养活，通常在湿润、肥沃深厚的沙壤土里生长最好。金银花喜阳光充足，一般每年可开花2次，5~6月一次，8~9月可开第二次。

金银花在我国大部分地区都有分布，除了黑龙江、内蒙古、宁夏、青海、新疆、海南和西藏无自然生长外，全国各省均有分布。大部分省区都有栽培，其中以山东、河南产量大，质量好，被誉为金银花的道地产区。其商品药材来源主要也以栽培为主。

在野外，金银花通常生长在山坡、疏林、堤坝、乱石堆、田埂、山路旁及乡村屋旁、路边等，往往攀爬在其他植物上。如果遇到，可用锄头或铲子将其根挖出，尽量让根带上少量土壤，用湿润的报纸或吸水纸包裹，保证根部水分和湿度，外用塑料袋小心包裹固定，修剪掉地上部分叶子和瘦弱枝条，将其移栽至家中庭院或花盆里。

如果植株较大，或不想挖根，也可选择较健壮的1~2年生枝条，用枝剪剪下。可剪成20~30厘米一段，顶部留2~3个叶芽。可留少量叶子或不留，上部剪平，下部剪成斜面，不要有劈裂口。在其下端蘸上泥浆，用吸水纸或润湿的布包裹，再用塑封袋或塑料袋装好，带回用于扦插。我们还可以采摘金银花的成熟果实带回用于播种，采集时尽量选择叶大花大、品质优良、无病虫害的优良植株，不过种子繁殖周期较长。

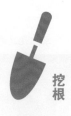

挖根

剪枝

采果

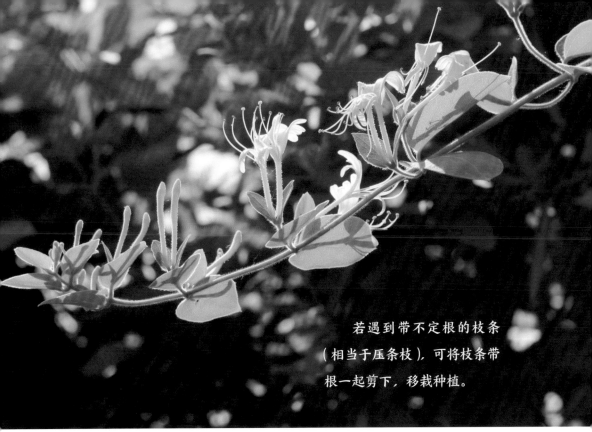

若遇到带不定根的枝条
（相当于压条枝），可将枝条带
根一起剪下，移栽种植。

忍冬的花枝

繁殖金银花，方式有四种

（1）种子繁殖：10月果实成熟后，采集果实装于纱布袋中揉碎，洗去果肉，捞出种子阴干，层积贮藏。4月上旬播种，先用25℃的温水浸泡种子24小时，捞出后与湿沙混匀，室温下催芽，每天搅拌1次，待30%～40%的种子露白时进行播种。播种多开沟条播，也可在盆子里撒播，播后覆细土2厘米左右，待苗高10厘米左右时喷施杀菌剂防治立枯病。注意经常松土中耕，适当追肥、摘心。

播种

扦插

压条

分株

（2）扦插繁殖：扦插在四季都可进行，不过春夏季最好。如果用生根粉等生长促进剂处理，可提高成活率。可将下部用稀释好的生根剂水溶液处理一下（一般泡约5分钟），拿出来稍晾干，再扦插泥土中，将枝条下部1/2～2/3插入，压实，浇透水，保湿，暂放弱阳处或适当遮阴，待其发芽生长，可移至阳光充足处或撤去遮阴物。一般1～4周可见生根出芽，冬季扦插则时间较长。若无生根粉也可直接扦插。

（3）压条繁殖：选取健壮的1～2年生枝条，将有节处割伤弯曲埋入土中固定，枝梢露出地面，长出新根后，即可截离母体，单独定植。

（4）分株繁殖：冬末春初，金银花植株萌动前挖取母株分株，将根系修剪至约50厘米。地上部分修剪至约30厘米，挖穴地栽或盆栽，每穴或盆栽1～3株，第二年即可开花。

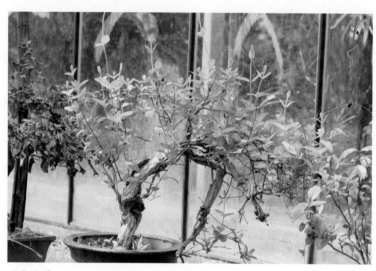

忍冬盆景

储存金银花，重点是干燥

老百姓都知道金银花可入药，不过可不是所有人都清楚应该什么时候采摘。金银花是以花蕾或初开的花入药，所以应采收绿色棒状花蕾（青蕾期）或由绿转银白色时的花蕾（白蕾前期和白蕾期），一般晴天早晨9点前露水未干时摘取最好。采摘时选择通风容器，不宜堆积时间过长，采摘后，应及时放于簸箕、芦席等展开晾晒或通风阴干，通常1～2天晒干；也可放在蒸屉内，厚度2～3厘米，置沸水锅中蒸约3分钟，取出烘干或晒干；如能微波干燥处理效果最好。

 通风

在初晒时切勿翻动，不可用手，否则花色会变黑，也不要在烈日下暴晒。根据阳光强弱决定晒花时厚度，太阳光线很强时可铺厚些，阳光弱可铺薄些。待晒至八成干时可翻动（不要用手翻），阴天可小火烘干或远红外干燥。晒干后，先压实，至干燥处封严，待几天后花心处水分扩散返潮，再晒半天即可完全干燥。手摸干燥的花有扎手感，易碎，应将其密封储存。加工好的金银花，一般嫩的为青色或青白色，老一点的显黄白色。

 阴干

 烘干

居家养生新体验

金银花能够抑制新冠病毒的复制，并且加速新冠病毒感染患者的痊愈。金银花的制剂双黄连口服液（由金银花、黄芩、连翘三味中药组成）具有广谱抗病毒、抑菌、提高机体免疫功能的作用，也常用于"抗疫"。金银花挥发性成分味道好闻，又有抗炎抑菌等功效，也可用于制作香囊。

防疫香囊

原料

金银花 10 克，白芷 10 克，石菖蒲 6 克，防风 10 克，苍术 5 克，白术 5 克，吴茱萸 6 克，柴胡 6 克，羌活 6 克，大黄 6 克。

制法

将上述原料混合打成粗粉，混匀，装入香囊内袋中，束紧或扎紧封口，装入香囊外袋中即成。做好的香囊可随身佩戴或挂于脖颈下。

功效

芳香辟秽，健脾化湿，解毒防疫。用于防治时疫。

防暑热感冒香囊

原料

金银花，羌活，大黄，柴胡，苍术，细辛，防风，藿香，薄荷。

制法

上述各等量打粗粉，取适量装入香囊内袋中，收紧封口，装入香囊外袋中即成。备用。

功效

疏散风热，预防中暑。用于防治暑热感冒。

香囊

金银花主要含有绿原酸、木樨草苷等有效成分，具有抗菌、抗病毒、消炎、提高免疫力等药理活性。

精油

金银花含挥发油，可提炼金银花精油。金银花精油主要成分为单萜和倍半萜类化合物，如芳樟醇、香叶醇、香树烯、苯甲酸甲酯、丁香酚、金合欢醇等，具有抗菌、抗炎、解热、止咳、平喘、调节免疫等作用。如丁香酚可消炎防腐，芳樟醇可平喘镇咳。很多成分气味芳香浓郁，能舒缓心情，还是高级香料的原料。单方金银花精油一般须稀释后才能使用，也可配伍其他精油使用。过敏体质者应慎用，建议在使用前先进行皮肤敏感测试。

据清代德龄郡主所著的《御香缥缈录》一书中记载，慈禧太后自己发明了用金银花露美容养颜的方法："将安息前的半小时光景，太后即把那些鸡子清用香皂和清水洗去以后，接着便得另外搭上一种液汁（金银花蒸馏液）……这种液汁据说是富于收敛性的，它能使太后脸上方才已给鸡子清绷得很紧的一部分的皮肤重复宽弛起来，但又能使那些皱纹不再伸长或扩大，功效异常伟大。"除了可以像慈禧太后一样将金银花露或其精油用于敷脸美容外，也可尝试以下几种使用方法。

净化空气

将30毫升纯净水放入喷雾器、加湿器或雾化设备中，滴入3～4滴金银花精油喷洒，以达到清除空气中的污染物质、抗菌、抗病毒等效果。

熏香

在熏香器具中滴入5～6滴金银花精油，以加热方式使芳香成分分子散布于空气中，经呼吸吸入体内发挥效用。可改善精神、调节情绪、缓解压力、使注意力集中，对失眠、焦虑、烦躁、头痛等有较好的疗效。

泡脚

在盛有温水的容器中滴入3～4滴金银花精油，双脚放入浸泡约20分钟，可达到抗菌、消除疲劳、除异味等效果。

按摩

用金银花精油进行调配，一般1毫升配5毫升基础油，可用于身体按摩。在家中可进行简单的腹部、臀部、大腿、头、手、脚等部位的按摩，以达到缓解疲劳、放松、抗菌、美肤等效果。

书签

金银花的花色美丽，可以制作成精美的书签。

（1）采集：选叶片完整，带花蕾或开放花的枝条，用枝剪剪下，长度5～20厘米。

（2）压花：在标本夹上，铺好吸水纸（可用宣纸、报纸或餐巾纸等吸水性纸张），将花枝放在平整的吸水纸上，展开，上面用吸水纸盖住，盖住时从一端缓缓压向另一端，尽量保持花朵平展，上面可继续压一层花，再放一层厚吸水纸，最后在上面用标本夹压好，束紧标本夹，放干燥处。

（3）干燥：用烘干机或吹风干燥机对着标本瓦楞纸竖孔方向吹热风，大约12小时后检查是否干燥，未干燥则继续吹热风，其间每隔3～6小时检查一次，干燥为止。若无热吹风干燥机，可每隔12或24小时换一次纸，直至干燥。用过的纸晒干或烘干后可继续使用。

（4）布展与修饰：用卡纸修剪合适大小的书签纸片（亦可用合适大小的实木薄片），取干燥的金银花枝，剪取合适大小的花枝或花朵进行布局。在留白处可根据自己的意图适当绘图或写字，比如配合书法、绘画等。

（5）塑封和剪裁：将布展、修饰好的标本和卡纸放入塑封膜中，或可在塑封膜中布展和修饰。确保标本不要太厚，放入塑封机中塑封好。根据卡纸大小进行剪裁，可在一端留出空白，用于打孔，打孔后加上丝带、流苏装饰即可。

功效美食

金银花肉片汤

功效

补虚损，清热解毒，肠伤寒康复期食用尤佳。

原料

金银花 20 克，猪瘦肉 250 克，料酒 10 毫升，姜 10 克，盐 3 克，味精 3 克，植物油 15 毫升，小白菜 100 克。

制法

将猪瘦肉洗净，切薄片；金银花、小白菜洗净；姜切片。将炒锅置武火上烧热，加入植物油，烧至六成热，加入姜爆锅，下小白菜，加料酒，翻炒一下，加水适量，烧沸，下入猪肉、金银花，煮熟后加盐、味精即成。

用法

中餐或晚餐食用。

金银花莲子羹

功效

清热解毒，健脾止泻。

原料

金银花 25 克，莲子 50 克，白糖适量。

制法

将金银花洗净；莲子用温水浸泡后，去皮、心，洗净。莲子放入砂锅内，加水用武火烧沸，再转用文火煮至烂熟，放入洗净的金银花，煮 5 分钟后加白糖调匀即成。

用法

早晚餐食用。

银花薄荷饮

功效

辛凉解表，疏散风热，利咽解毒。用于风热感冒，肠伤寒患者饮用尤佳。

原料

金银花 15 克，薄荷 6 克，白糖 6 克。

制法

将金银花加水适量，将锅置武火上烧沸，改文火煎煮 15 分钟后加入薄荷，煮沸 3 分钟，停火，倒出汤液，滤去渣，加入白糖搅匀即成。

用法

代茶，随时饮用。

双花鲤鱼煲

功效

疏风清热，明目利水。适用于头痛、眩晕、目赤、心胸烦热、水肿、更年期综合征等症。

原料

金银花 6 克，鲜菊花 60 克，鲤鱼 1 条（500 克），料酒 10 毫升，盐 5 克，味精 3 克，姜 5 克，葱 10 克，胡椒粉 3 克，棒子骨汤 3 000 毫升。

制法

将菊花瓣摘下，用水泡 2 小时，沥干水分；金银花去杂质，洗净；鲤鱼宰杀后，去鳃、鳞及肠杂，剁成大块；姜拍松，葱切段。将菊花、金银花、鲤鱼、料酒、盐、味精、姜、葱、胡椒粉、棒子骨汤放入煲内。将煲置炉上武火烧沸，煮熟即成。

用法

佐餐食用。

本草达人 | 经方新用

金银花露

出处

《中国药典》2020版一部。

处方组成

金银花、蔗糖。

功效主治

清热解毒。用于暑热内犯肺胃所致的中暑、痱疹、疖肿，症见发热口渴、咽喉肿痛、痱疹鲜红、头部疖肿。

现代应用

治疗上呼吸道感染、肿瘤放化疗口干、各种炎症反应、痱子等。

银翘散

出处

《中国药典》2020版一部。

处方组成

金银花、连翘、桔梗、薄荷、淡豆豉、淡竹叶、牛蒡子、荆芥、芦根、甘草。

功效主治

辛凉透表、清热解毒。用于外感风寒、发热头痛、口干咳嗽、咽喉疼痛、小便短赤。

现代应用

治疗流行性感冒、肺炎、重症急性呼吸综合征、上呼吸道感染、急性扁桃体炎、痄腮、水痘、麻疹、疱疹病毒性角膜炎、分泌性中耳炎、鼻塞、鼻渊、玫瑰糠疹、单纯性疱疹、过敏性皮炎、病毒性心肌炎、儿童过敏性紫癜性肾炎、小儿抽动症等。

双黄连口服液

出处

《中国药典》2020版一部。

处方组成

金银花、黄芩、连翘。

功效主治

疏风解表、清热解毒。用于外感风热所致的感冒，症见发热、咳嗽、咽痛；亦可用于新冠病毒感染的预防和治疗。

现代应用

治疗口腔溃疡、感冒、咽喉痛、小儿支原体肺炎、甲型 H1N1 流感、非典型性肺炎、溃疡病、急性胃肠炎、轮状病毒性肠炎、流行性腮腺炎、猩红热、百日咳、手足口病、川崎病、传染性单核细胞增多症等。外用治疗静脉炎等。

四妙勇安汤

出处

《验方新编》。

处方组成

金银花、玄参、当归、甘草。

功效主治

清热解毒、活血止痛。用于脱疽，患肢暗红微肿灼热、溃烂腐臭、疼痛剧烈，或见发热口渴。

现代应用

治疗冠心病、下肢动脉硬化性闭塞症、血栓闭塞性脉管炎、周围血管病、支气管扩张、急性化脓性扁桃体炎、糖尿病足、痛风、精索静脉曲张、恶性肿瘤相关并发症等。

忍冬散

出处

《惠直堂经验方》。

处方组成

金银花。

功效主治

清热止痢。

现代应用

治疗痘疮、痢疾等。

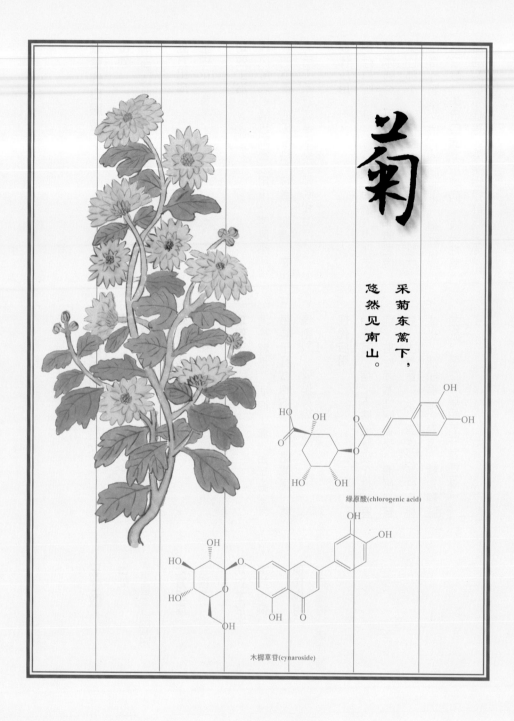

菊

采菊东篱下，
悠然见南山。

绿原酸(chlorogenic acid)

木樨草苷(cynaroside)

菊花历来被视为孤标亮节、高雅傲霜的象征。菊花因其在深秋不畏秋寒开放，深受古代文人的喜欢，多有诗文加以赞美。东晋大诗人陶渊明写了"采菊东篱下，悠然见南山"的名句，其爱菊之名，无人不晓，而菊花也逐渐成了超凡脱俗的隐逸者之象征。而唐朝著名诗人元稹的七绝《菊花》以自述的方式道出爱菊之由。

菊花

[唐]元稹

秋丛绕舍似陶家，
遍绕篱边日渐斜。
不是花中偏爱菊，
此花开尽更无花。

第一句写屋外所种菊花之多，给人以环境幽雅、如陶渊明家之感。诗人将种菊的地方比作陶家，可见秋菊之多，花开之盛。这么多美丽的菊花，让人心情愉悦。第二句把诗人赏菊入迷，流连忘返的情态和诗人对菊花的由衷喜爱真切地表现了出来，字里行间充满了喜悦的心情。前两句短短的十四个字，有景、有情、有联想，活脱脱地勾勒出一幅诗人在秋日傍晚漫步菊丛赏花吟诗而乐不思返的画面。后两句诗点明了诗人爱菊的原因：时至深秋，百花尽谢，唯有菊花能凌风霜而不凋，平添了盎然的生机。诗人热爱生活、热爱自然，这四季中最后开放的菊花使他忘情，爱不能舍了。

菊花

[明] 唐寅

故园三径吐幽丛，
一夜玄霜坠碧空。
多少天涯未归客，
尽借篱落看秋风。

　　这是一首托物寄兴的诗，没有什么艰涩的意象，很清新淡雅，并且浅近直白。老旧园子里的小路旁已经长出了幽幽的花丛，一夜之间白霜从天空坠下落在花上。有多少远在他方为客的未归人啊，只能借着篱笆看看秋天的景色。诗人先描写故园中的菊花淡放的情形，开得并不张扬，而是淡淡地、幽然地开放，而且开得那么突然，就好像是一夜的霜降后从天空坠落一般。写出了菊花高傲的品质，不铺排张扬，却内涵丰沛，在淡然中凸显其品质。后两句是诗人的托物起兴，以菊花自比。多少沦落天涯的文人骚客从这篱笆里开放的秋菊中看尽了浓浓衰飒的秋意，看到了自己的影子。自陶渊明以来，菊花就是隐士、高洁的象征，诗人是借菊花表现自己的高洁品格。

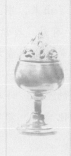

高雅亮洁的名花

菊花是中国十大名花之一，在中国已有三千多年的栽培历史，8世纪前后，作为观赏的菊花由中国传至日本，被推崇为日本国徽的图样。17世纪末叶荷兰商人将中国菊花引入欧洲，18世纪传入法国，19世纪中期引入北美，此后中国菊花遍及全球。

中国人极爱菊花，从宋朝起民间就有一年一度的菊花盛会。古神话传说中菊花又被赋予了吉祥、长寿的含义。中国历代诗人画家，以菊花为题材吟诗作画者众多，因而历代歌颂菊花的大量文学艺术作品和艺菊经验，给人们留下了许多名谱佳作，并流传久远。

菊，作为花中四君子之一，因其花开于晚秋和具有浓香，故有晚艳、冷香之雅称。菊花不仅仅是观赏植物，其美丽的形态与芳香扑鼻的气味，深受人们的喜爱，同时，小小的菊花身上隐藏着巨大的药用与食用价值，被广泛应用于医疗与生活之中。

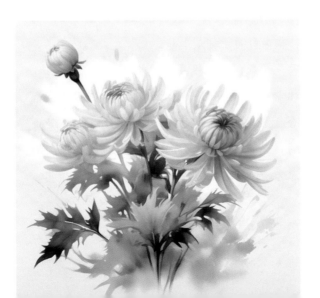

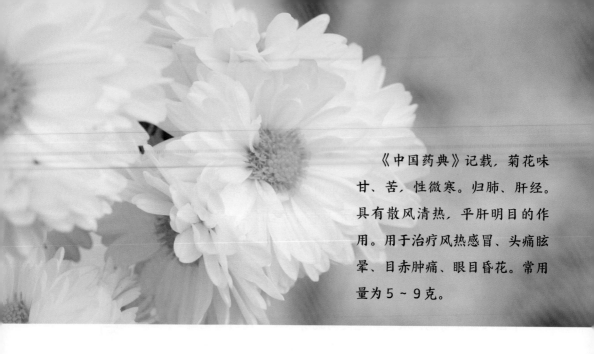

《中国药典》记载，菊花味甘、苦，性微寒。归肺、肝经。具有散风清热，平肝明目的作用。用于治疗风热感冒、头痛眩晕、目赤肿痛、眼目昏花。常用量为 5～9 克。

既可入药，又是美食

"朝饮木兰之坠露兮，夕餐秋菊之落英。"这是屈原在《离骚》中的绝妙句子，也是关于食用菊花的最早记载。在我国，不少地方都有食菊的风俗。菊花气味芬芳，绵软爽口，是入肴佳品。吃法也很多，可鲜食、干食、生食、熟食，焖、蒸、煮、炒、烧、拌皆宜，还可切丝入馅，菊花酥饼和菊花饺都自有可人之处。菊花入食多用黄、白菊，尤以白菊为佳，杭白菊、黄山贡菊、福山白菊等都是上品。

比如，秋天天气干燥，菊花银耳羹便是一个不错的选择。用银耳、菊花、冰糖一起熬成的一碗羹，可以清热明目、养阴润燥。特别适合于经常用电脑、用眼过度导致眼睛干涩的人。菊花茶能解毒、清火、明目，而且味道清新、淡雅，是不少人养生茶的首选。但菊花性微寒，体质虚寒的人要慎用。

菊花、野菊花和洋甘菊，有什么不同

菊花与野菊花，一个是栽培为主、一个是野生为主。关键它们是两个不同的基源植物，脱氧核糖核酸（DNA）是不同的，外观形状、功效都不同，在《中国药典》的

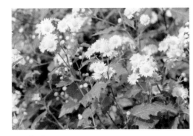

野菊花

收载中，它们是两味药。在外形方面，野菊花的茎枝被稀疏的毛，上部及花序枝上的毛稍多或较多。花朵不大，头状花序相较菊花明显偏小。功效方面，菊花是辛凉解表药，野菊花的主要功效是清热解毒、消肿。除了可以内服，野菊花还可以外用。

洋甘菊可说是菊花的"外来兄弟"。洋甘菊也是菊科植物，原产欧洲，也叫母菊。欧洲人喜欢喝花草茶，现在各地都可以见到洋甘菊的茶包、饮品。洋甘菊可以帮助睡眠，具有镇静、抗炎、抗菌、止痒、抗过敏的作用。由洋甘菊提炼出来的洋甘菊精油也是国际市场非常流行的保健和药物制品。它属于常见的西方草药，欧洲药典、英国药典都有收载。近年来，我国部分地区也在大量栽培。

菊花品种具有极大多样性，分类工作者们探讨菊花的原祖，或认为野菊是菊花的原始祖先，或认为甘菊是原祖，或认为它的原祖是小红菊。可以肯定的是，菊花的来源是多方面，是多元而不是单一起源。

生活中的本草

家庭种植菊花注意事项

菊花为短日照植物，在短日照下能提早开花。喜阳光，忌荫蔽，较耐旱，怕涝。喜温暖湿润气候，但亦能耐寒，严冬季节根茎能在地下越冬。花能经受微霜，但幼苗生长和分枝孕蕾期需较高的气温，最适宜的生长温度为20℃左右。菊花为栽培种，品种极多，头状花序多变化，形色各异。全国各地均有栽培，药用菊花以河南、安徽、浙江栽培最多。

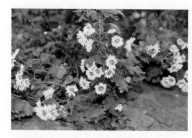 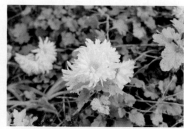

杭白菊 药用菊花

药用菊花主要用扦插、分株繁殖，pH 6～8的沙质壤土或壤土栽培为宜。菊花喜肥，但应控制施氮肥，以免徒长，遭病虫害。一般在幼苗成活后施稀人粪尿或尿素，开始分枝时施人畜粪及腐熟饼肥，增加过磷酸钙，施肥应集中在中期。生长前期少浇水，孕蕾期注意防旱。

（1）扦插繁殖：4月下旬至5月上旬截取母株的幼枝作插穗，随剪随插，插穗长10～12厘米，顶端留2片叶，除去下部2～3节的叶片，插入土中5厘米，顶端露出3厘米，覆土压实，浇水。扦插后要遮阴，经常浇水保湿，松土除草，每

扦插

隔半月施稀人粪尿1次，经15～20天生根。

（2）分株繁殖：11月选优良植株，收花后割除残茎，培土越冬。4月中、下旬至5月上旬待新苗长至15厘米高，选择阴天，挖掘母株，将健壮、带有白根的幼苗适当剪去枝叶，剪去顶端，盆内填土压实，浇水。

分株

加工菊花要分类

因全国各地气候环境以及栽培手段的影响，菊花根据产地和加工方法分为亳菊、滁菊、贡菊、杭菊、怀菊五种。

亳菊产于安徽亳州，其加工方法是先将花枝摘下，扎成小把，倒挂在通风干燥处晾干，阴干后再剪取花头，用硫黄熏白。熏后摊开晒干，然后装入用牛皮纸衬的木箱，一层菊花一层纸，压实贮藏。亳菊以疏风散热、解暑明目见长。如果不慎得了风热感冒，不妨取亳菊与冰糖代茶饮。夏季还可将亳菊与大米一起煮成粥，可预防中暑。

滁菊主要产于安徽滁州，其加工方法为剪下花头后，用硫黄熏白，晒至六成干时用竹筛将花头筛成圆球状，再晒至全干即成。滁菊

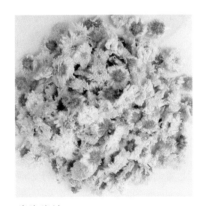

菊花药材

偏于平肝阳，常用于治疗肝阳上亢所致的头晕目眩等症，高血压中医辨证属肝阳上亢者可泡滁菊、决明子代茶饮。头痛眩晕、目赤肿痛等属肝阳上亢者可使用滁菊做成的药枕。

贡菊因在古代被作为贡品献给皇帝而得名，盛产于古徽州（今安徽省黄山市）的广大地域。其生长在得天独厚的自然生态环境中，品质优良，色、香、味、形集于一体，既有观赏价值，又有药用功能，被誉为药用和饮中之佳品，是黄山著名特产，驰名中外。其加工方法为新鲜花头置烘房内烘焙干燥。用木炭或无烟煤在无烟的条件下进行，当花色烘至象牙白色时，即可从烘房内取出，再置通风干燥处阴至全干。

杭菊主要产于浙江桐乡等地，其加工方法为摘取花头后，上笼蒸3～5分钟后取出，摊在竹帘上在太阳下暴晒至花芯完全变硬，即为干燥。杭菊花朵大、花瓣宽，白色或黄白色，中心黄色，气清香、味甘微苦。杭白菊肉质肥厚，味道清醇甘美，特别适合泡茶饮用，与枸杞同服可增强养肝明目的作用，是整日与电脑为伴的"上班族"的护眼良方。杭黄菊则善于疏风清热，常用于治疗风热感冒、头痛目赤、咽喉疼痛等。

怀菊主产于河南新乡、武陟，为"四大怀药"之一，其加工方法为摘取花头后，置于搭好的架子上，经1～2个月阴干下架，下架时防止散花。将收起的菊花用清水喷洒均匀，使花湿润，用硫黄熏至花色洁白即可。现代科学已能提取菊花中的有效成分，制成菊花晶、菊花可乐等饮品，让喜爱快捷省时的人饮用起来更为方便。菊花茶是老少皆宜的茶饮品，健康的人平常也可饮用。

精油

菊花含挥发油，主要成分为菊酮、龙脑、龙脑乙酸酯，有镇静、解热作用。对金黄葡萄球菌、乙型链球菌、痢疾杆菌、伤寒杆菌、副伤寒杆菌、大肠杆菌、铜绿假单胞菌杆菌、人型结核菌及

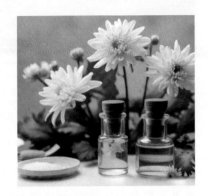

流感病毒均有抑制作用，能明显扩张冠状动脉，并增加血流量。滴 1～2 滴菊花精油于熏香灯或熏香炉内，可消毒空气；或可熏眼用。

保健日用品

菊花枕

菊花枕在医籍中早有记载，《本草纲目》即有菊花"作枕明目"之说。菊花与绿豆皮、黑豆皮为伍，前者清热之功更增，后者则以清肝明目见长，是防治肝阳上亢之头昏目眩及诸目疾之良方。

取菊花干品 1 000 克，川芎 400 克，丹皮、白芷各 200 克，装入枕套内，使药物缓慢挥发，一般每个药枕可连续使用半

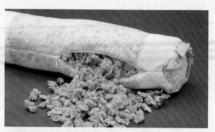

菊花枕

年左右。医学研究证实，菊花具有降压作用，并对葡萄球菌、链球菌、痢疾杆菌、流感病毒及皮肤真菌均有抑制作用，还能抑制毛细血管的通透性，从而达到消炎、扩张冠状动脉、改善心肌缺血、降低血压之功效。川芎、丹皮、白芷分别具有活血行气、清热凉血、祛风解表、生肌止痛之功效。菊花与这三味药配伍，有相辅相成、加强药力的作用。常用菊花枕的人，会感到神清气爽，精神饱满。

菊花眼罩

先制作药粉包：将菊花、决明子、薄荷叶（2∶2∶1）打成细粉，装入无纺布袋（3厘米×6厘米大小）备用。然后做眼罩：在纸卡上用铅笔画出眼罩的形状，用剪刀裁剪出来，然后按照纸样剪裁出碎花布和需要填充的丝绵宽度，沿着图纸线条裁剪即可，注意碎花布是要裁剪出两块相同大小的；依据自己的头围裁剪好弹力带；再将之前剪好的布料和弹力带一起缝制起来，缝隙接口一定要平整，记住留一段缝隙能将药粉包塞入即可。眼罩每天戴10~15分钟即可。药包可以两天换一次。

菊花护膝

将菊花、艾叶、怀牛膝捣碎为粗末，装入纱布袋中，做成护膝，有祛风除湿、消肿止痛的作用，可治疗鹤膝风等关节炎。

功效美食

桑菊银楂茶

功效

清热平肝，活血化瘀。适用于冠状动脉粥样硬化性心脏病、高血压及动脉硬化而有肝热者。

原料

菊花5克，山楂5克，金银花5克，桑叶10克。

制法

以上四味，冲入沸水浸泡。

用法

代茶饮用。

红枣菊花粥

功效

健脾补血，清肝明目。

原料

红枣50克、菊花15克、粳米100克。

制法

粳米淘洗干净，红枣去核，与菊花一同放入锅内。加清水适量，煮粥，待粥煮至浓稠时，放入适量红糖调味。

用法

早餐或晚餐食用。

菊花酒酿

功效

养肝明目，延缓衰老。

原料

菊花 2 千克，生地黄 1 千克，当归 500 克，枸杞 500 克，糯米 3 千克，酒曲适量。

制法

将菊花、生地黄、当归、枸杞放入锅中，加水煎汁，用纱布过滤待用。将糯米煮半熟，沥干，和药汁混匀蒸熟，再拌适量酒曲装入瓦坛中，四周用棉花或稻草保温发酵，直发到味甜即成。

用法

每天 2 次，每次 3 汤匙，用开水冲服。

菊花糕

功效

清凉祛火。

原料

菊花 10 朵，冰糖、凉粉适量。

制法

菊花放入锅中加水煎煮，可加入适量冰糖（依据个人口味），待水液变成金黄色，弃去菊花；凉粉加入冷水调均匀，注意调散，不要结成团，将调好的凉粉倒入锅中，并用勺子顺着一个方向不停搅拌，直到成糊状；关火，把它盛在模具里成型。

用法

封上保鲜膜，放冰箱内冷藏后吃。也可以直接装在碗里趁热吃。

本草达人 | 经方新用

菊睛丸

出处

《太平惠民和剂局方》。

处方组成

菊花、枸杞子、肉苁蓉、巴戟天。

功效主治

养肝明目。用于肝肾不足、眼目昏暗。

现代应用

治疗眼部疲劳、结膜炎、角膜炎、眼部过敏引起的红肿、瘙痒、流泪等不适症状。

桑菊饮

出处

《中国药典》2020版一部。

处方组成

桑叶、菊花、杏仁、连翘、桔梗、芦根、薄荷、甘草。

功效主治

疏风清热、宣肺止咳。主治风温初起、咳嗽、身热不甚、口微渴者。临床用于治疗感冒、急性支气管炎、上呼吸道感染、肺炎、急性结膜炎、角膜炎等属风热犯肺或肝经风热者。

现代应用

治疗各种喉源性咳嗽、顽固性咳嗽、急性肾炎、鼻出血、单纯疱疹性角膜炎、慢性结膜炎、带状疱疹、水痘、过敏性鼻炎等。

杞菊地黄丸

出处

《中国药典》2020 版一部。

处方组成

枸杞子、菊花、熟地黄、制山茱萸、丹皮、山药、茯苓、泽泻。

功效主治

滋肾养肝。用于肝肾阴亏、眩晕耳鸣、羞明畏光、迎风流泪、视物昏花。

现代应用

辅助治疗老年糖尿病合并 I 型高血压。

使用禁忌

忌食酸性及生冷食物。

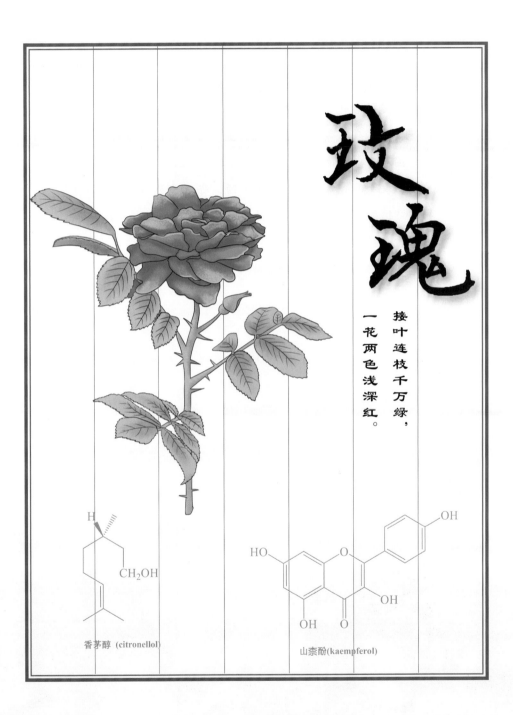

玫瑰

接叶连枝千万绿，
一花两色浅深红。

香茅醇 (citronellol)

山柰酚(kaempferol)

玫瑰的古代雅称有刺客、徘徊花、离娘草、赤蔷薇、刺玫花、穿心玫瑰等。由于玫瑰的茎上有着尖锐密集的刺，因而中国人形象地把玫瑰看作"豪者"，并且用"刺客"来称呼玫瑰；玫瑰的香气扑鼻、芬芳美丽，香味袅袅不绝，所以还得名"徘徊花"；由于每插新枝的时候，玫瑰的老木容易枯萎，如果把新枝它移，那么两者皆茂，因此玫瑰亦被称为"离娘草"。我们先来品读一下南宋诗人杨万里描写玫瑰的诗。

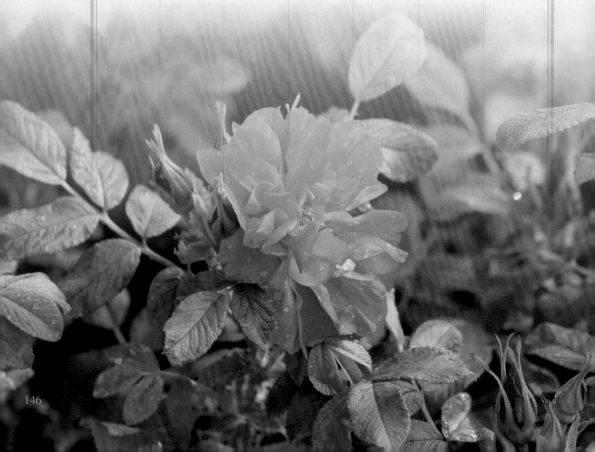

红玫瑰

［宋］杨万里

非关月季姓名同，
不与蔷薇谱牒通。
接叶连枝千万绿，
一花两色浅深红。
风流各自胭脂格，
雨露何私造化功。
别有国香收不得，
诗人熏入水沉中。

　　杨万里的诗描绘出一幅瑰丽的画卷：一开始就写明玫瑰与月季、蔷薇是不同的，不可错误地归为一类。红玫瑰是玫瑰中少见的品种之一，这珍贵的品种很久不见了，今天与之相遇，心情自然欢悦。看它叶子繁茂，碧绿光亮，一茎上结出两朵花，一花而二色，红艳绚丽，颜色一深一浅，相映生辉。抬眼望去，好似美女脸上涂的胭脂，各有风流。浅红的姿容俊逸，如布裙村姑，不施脂粉，体态天然；深红的艳如朝霞，似珠光宝气的贵妇，雍容华贵。红玫瑰这美好的容颜，出落得如此妖艳，可不是哪一位花匠所造成的，而是全凭大自然的阳光雨露精心培育。人们喜爱将它佩戴在身上，正是因为它色泽鲜艳，香气四溢。站在红玫瑰旁，细细欣赏，简直要把人熏醉了。

　　从其外观看，玫瑰与月季、蔷薇相似，区别甚微，所以生活中常被搞错。明代画家陈淳在《玫瑰》一诗中就曾写道："色与香同赋，江乡种亦稀。邻家走儿女，错认是蔷薇。"见到实物尚且如此，那么单从画面就更难分辨。

玫瑰花

[清] 费丹旭

色香几度误蔷薇，
晓倚阑干露未晞。
无奈春来寒太甚，
新妆犹著紫罗衣。

费丹旭是清代画家，善书法，能诗词。他在创作时，撇开玫瑰的外形，以画笔诗笔着意刻画了它与众不同的情态，这样也就极为便利地将其色香与蔷薇分开了。

初春乍暖时节，寒意依旧逼人，但在春风的催动下，枝叶复苏在嫩绿丛中，花苞还是带着香味冒了出来。在它的身上，到处都可见到妙龄少女的活力，好似刚刚打扮，换上了紫色的罗衣。花未开时最迷人，迷人之处正在于饱含着生命的力量和春天的气息，一切都在萌动着。再有晨光清露的映衬，玫瑰更加艳丽动人。经过一夜露水的浥润，枝叶、花苞，以及争先开放的花朵，色彩更为鲜亮娇媚，而清晨的阳光洒落在花朵上，由于露水的反射作用，整个画面就显得晶莹剔透，仿佛又是美人的香泪点点。

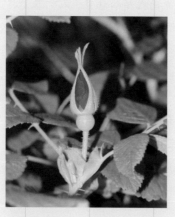

玫瑰花蕾期

认识玫瑰 欣赏玫瑰

象征爱情的"解郁圣药"

玫瑰，蔷薇科落叶灌木，枝叶丛生，上有细刺短毛，叶椭圆而稍皱，花有暗红、淡紫诸色。而在日常生活中，玫瑰是蔷薇属一系列花大艳丽的栽培品种的统称。因此，花店里卖的玫瑰花可能是月季，而不是真正的玫瑰。玫瑰虽然香味浓郁但是欣赏价值一般，剪下来插花的话也会迅速萎凋，事实上几乎没有花店卖真正的玫瑰。

玫瑰原产于中国，已有二千多年的栽培历史，主产于山东、甘肃、安徽、浙江、河北、内蒙古。玫瑰也是所有花卉中最著名和最受欢迎的一类，长久以来象征着美丽和爱情。

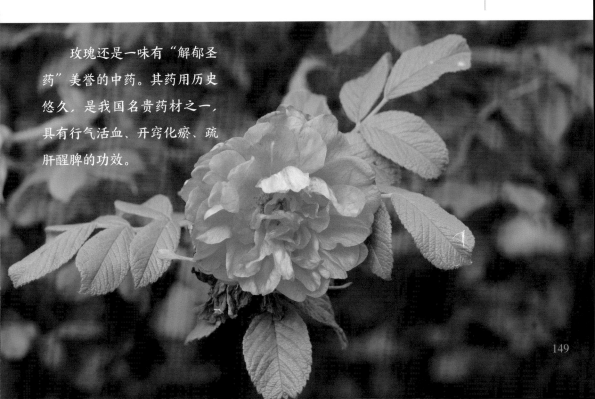

玫瑰还是一味有"解郁圣药"美誉的中药。其药用历史悠久，是我国名贵药材之一，具有行气活血、开窍化瘀、疏肝醒脾的功效。

如何区分玫瑰、月季、蔷薇这三种花

　　玫瑰、月季、蔷薇都是蔷薇目蔷薇科蔷薇属，正因为"师出同门"，因此外形极其相似，而且随着长时间的杂交和人工栽培，它们之间有着剪不断理还乱的关系，也难怪这么多人一直分不清了。现在就教大家一些方法，来快速区分它们。

　　（1）看花：月季花朵大，直径6厘米以上，花柄长，色彩多样；玫瑰花朵直径约3厘米，花色多见紫红色、粉色、白色；蔷薇花较小，经常6~7朵簇生，花色常见白、粉和黄。月季和玫瑰花谢后，萼片不脱落；蔷薇的萼片会脱落。

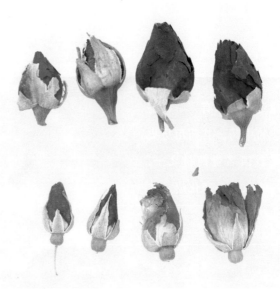

月季（上）　玫瑰（下）

（2）看枝条：玫瑰的枝条是直立生长，茎干粗壮；我们常说带刺的玫瑰，是说玫瑰的枝条有许多的倒刺，密集又硬，难去除，修剪的时候一定要小心。月季枝条也是直立生长的，茎干低矮，新枝是紫红色，只是倒刺要少一些；蔷薇是攀援的花卉，所以枝条生长不是直挺挺的，而且为了方便攀援，枝条会非常细长，比较柔软，刺也最小。玫瑰的叶片为椭圆形，通常有7~9片，叶面显皱纹，叶脉凹陷，叶背有淡淡的一层雾状的白色柔毛；月季的叶片较少，通常3~5片，叶片摸起来很光滑，表面也没有什么褶皱；蔷薇的叶片又小又密，不过最明显的还是它的叶片边缘是齿状的。

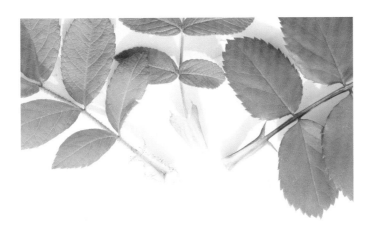

野蔷薇（左）　玫瑰（中）　月季（右）

（3）闻香味：当三种花朵同时出现的时候，玫瑰花的香味最为浓郁，蔷薇次之，月季花的香味很淡。花店里的月季花大多是喷过香水或是杂交品种，才感觉到香气十足。

生活中的本草

种植玫瑰，地栽还是盆栽

玫瑰喜欢温暖湿润的气候，适合在阳光充足、排水良好的土壤中生长，日照充分则花色浓，香味亦浓。开花季节要求空气有一定的湿度，玫瑰对土壤的酸碱度要求不严格，在微酸性土壤至微碱性土壤中均能正常生长。

玫瑰栽植大多以地栽为主，也有少量盆栽。在黄河流域及其以南地区可地栽，露地越冬。在寒冷的北方地区应盆栽，

地栽

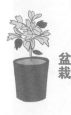

盆栽

室内越冬或挖沟埋盆越冬。在秋季落叶后至春季萌芽前均可栽植，应选地势较高、向阳、不积水的地方栽植，深度以根距地面15厘米为宜。盆栽时采用腐叶土、园土、河沙混合的培养土，并加入适量腐熟的厩肥或饼肥、复合肥。栽后浇1次透水，放庇荫处缓苗数天后移至阳光下培养。

玫瑰种植林

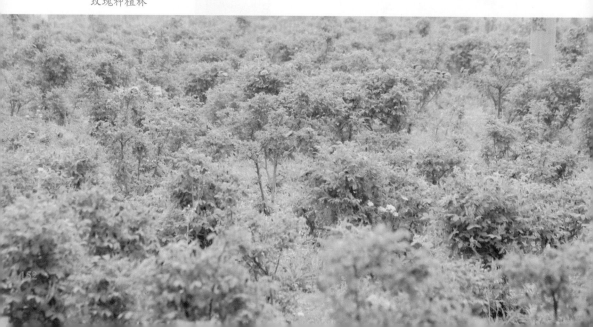

光照与温度、阳光充足可促使玫瑰生长良好。无论地栽、盆栽均应放在阳光充足的地方，每天要接受 4 小时以上的直射阳光。不能在室内光线不足的地方长期摆放。冬季入室，放向阳处。适宜生长温度为 12～28℃，可耐 -20℃ 的低温。在郑州以南的地区可安全露地越冬。

浇水与施肥栽植前，在树穴内施入适量有机肥，栽后浇透水。地栽玫瑰对水肥要求不严，一般有 3 次肥即可。一是花前肥，于春芽萌发前进行沟施，以腐熟的厩肥加腐叶土为好。二是花后肥，花谢后施腐熟的饼肥渣，以补充开花消耗的养分。三是入冬肥，落叶后施肥，以确保玫瑰安全越冬。玫瑰耐旱，一般地栽的平时不浇水，炎夏或春旱时 20～30 天浇 1 次。盆栽的 2 天浇 1 次，炎夏或春旱时 1 天浇 1 次。

储存备制注意干燥

《中国药典》记载，玫瑰味甘、微苦，性温，归肝、脾经，具有行气解郁、和血、止痛的作用，用于治疗肝胃气痛、食少呕恶、月经不调、跌扑伤痛。常用量为 1.5～6 克。

玫瑰花是以花蕾入药。在 4 月下旬至 5 月下旬，分期分批采收花蕾已充分膨大而未开放的花。应在花朵初放、刚露出花心时采摘。过迟则花心变红，质量下降。一天中，以早上 8～10 点含油量最高，抓紧在此时间段集中采摘。用手工采摘花朵放置箩筐内，采后花摊开存放，切忌成堆，以防发

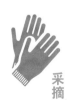

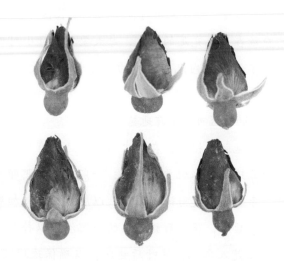

干燥后的玫瑰花药材

热。晾干或用文火烘干。烘时将花薄摊，花冠向下，烘干后再翻转，迅速烘至全干。或采后装入纸袋，贮于石灰缸内，封盖，每年梅雨期更换新石灰。

烘干

可选用防破损、防潮、密封性能十分优异的金属罐，金属罐一般要用镀锡薄钢板制成，密封罐多采用充气、真空包装。有时也可采用纸盒包装，需不易破损，遮光性能也要好。为解决纸盒包装玫瑰花香气挥发的问题和免受外界异味的影响，一般都用聚乙烯塑料袋包装后再装入纸盒。药用玫瑰花防潮以身干、色红而鲜艳、朵均匀、香味浓郁、无散瓣和碎瓣者为佳。

精油

玫瑰花含有黄酮、有机酸、鞣质等化学成分，具有降血糖、抗肿瘤、抗菌、抗氧化等作用。此外，还含有天冬氨酸、亮氨酸、丝氨酸、精氨酸等 17 种氨基酸。

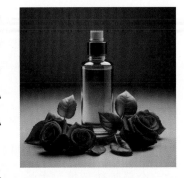

玫瑰花根含胡萝卜苷、槲皮素、儿茶精等成分。茎、叶中含有芸香苷、槲皮素、异槲皮素、芹菜素等黄酮类成分。果实中含有丰富的维生素 C，以及糖类（如葡萄糖、蔗糖、果糖）和有机酸（柠檬酸、苹果酸、奎宁酸）。果实中也含有槲皮素、胡萝卜素等。种子含维生素 E、维生素 F，种子油中的不饱和脂肪酸含量较多。

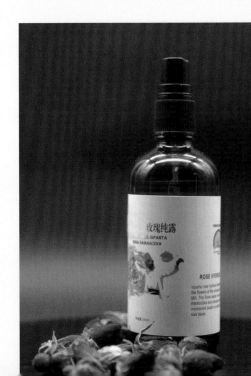

玫瑰花含挥发油，可提炼玫瑰花精油。玫瑰花中含有多种生理活性成分，其中所含挥发油被认为是其主要活性成分。挥发油类化合物主要为芳樟醇、香茅醇、3-甲基己烷、4, 5-二甲基辛烷、2-甲基庚烷等，挥发油类化合物具有芳香开窍、活血行气、扩张心血管、改善内脏及外周血液循环的作用。

干花

玫瑰花的花色艳丽，花型美观，可以制作成精美的干花。玫瑰花晾干或低温烘干，如果是烘干的，注意放凉后再装至玻璃瓶或装花的包内，这样香气不会散。

风干法

此法是最简单、最常用的一种制作干花的方法。需要选择一个温暖的环境，干燥又很通风的地方。将玫瑰花扎成花束，自然放置在其中，慢慢自然风干。注意保持环境干燥，以免玫瑰花风干失败。一般在干燥通风环境下，只要3~5天就会自然风干，还会保持花型不变，恍若真花一般。

微波炉烘干

将新鲜的玫瑰花用信封或是一张大白纸包裹住，然后放到微波炉里面，微波烘烤25秒就可以风干。这种方法简便快捷，但缺点是如果花束过大的话，时间上很难控制，一般5朵玫瑰花用25秒是最适合的。而且有浆果的鲜花还会引起爆裂，一定要十分小心，注意操作。

干燥剂法

将新鲜的玫瑰花放入大的密闭容器内，再放入适量的干燥剂，封闭一段时间即可。

功效美食

玫瑰花鳜鱼

功效

补气血，益脾胃，疏肝解郁，活血调经。

原料

鲜玫瑰花 4 朵（摘瓣、洗净、切丝），鳜鱼肉 400 克（切条），花生油、熟芝麻仁、白糖、湿淀粉各适量。

制法

将鳜鱼肉放入盆内，用湿淀粉拌匀。炒锅烧热，放入花生油；烧至六成热时，把浆好的鳜鱼条逐条放入油中，再放入白糖调味；翻炒至能拉出长丝，加玫瑰花丝，迅速翻炒几下；盛在抹好油的平盘内，撒上芝麻，晾凉后即可。

用法

佐餐食用。

玫瑰玻璃肉

功效

补肺健脾，理气活血。适用于脾胃虚弱、阴虚咳嗽、食欲不振、消化不良、便秘等病症。

原料

鲜玫瑰花 2 朵，猪肉 400 克（稍肥者好）。熟芝麻、白糖各适量。

制法

猪肉切小条、加湿淀粉拌匀；鲜玫瑰花洗净，切成粗丝。油热，将浆好的猪肉入锅中炸好捞出沥油；锅内留底油少许，放入白糖，翻炒至能挂长丝。随即下肉条颠翻几下，待糖全裹在猪肉上面，投入芝麻、鲜玫瑰花丝，迅速翻炒几下，盛盘晾凉即可。

用法

佐餐食用。

玫瑰花饼

功效

活血理气，平肝解毒。用于噤口痢、乳痈、肿毒初起、肝胃气痛。

原料

玫瑰花若干朵，高筋面粉 100 克，小麦面粉 40 克，花生仁 20 克，芝麻 20 克，玫瑰酱 200 克，猪油 140 克，砂糖及糖粉适量。

制法

先做馅料：往花瓣里加入花生仁、芝麻轻轻揉搓，适当加入玫瑰酱调味后避光保存，发酵 2~3 天。再做外皮：将面粉、猪油、砂糖放入盆中，加水适量，混合均匀后揉成光滑的面团，然后醒 30 分钟，做成水油皮备用；将面粉、猪油也混合揉成团，醒 30 分钟，做成油酥备用；水油皮和油酥分成大小均等的小份，并分别揉圆，取一份水油皮和油酥，使水油皮将油酥完全包住，收口朝下，轻轻按扁备用；取一个饼皮，用擀面杖擀成长舌形，从一端向另一端卷起来。接着包馅：小卷用手稍稍压扁，放上一个玫瑰馅，把馅儿完全包起来，将收口朝下，用手掌轻轻压平，生坯就做好了。最后放入烤箱，180℃烤 15~20 分钟，即可完成。

用法

早餐或晚餐食用。

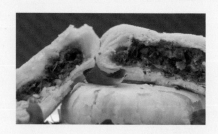

玫瑰花糖膏

功效

补血养气，滋养容颜。

原料

玫瑰花 100 克，红糖 1 000 克。

制法

100 克玫瑰花蕾加清水 500 克左右，煎煮 20 分钟后滤去花渣，再熬成浓汁，加入 500 ~ 1 000 克红糖（依据自己的口味），熬成膏状即可。

用法

冲泡代茶，随时饮用。每天服用 1 ~ 2 茶匙。长期使用，效果更佳。

玫瑰花鸡蛋汤

功效

调理气色，养颜美容。每月 1 次。

原料

玫瑰花 10 克，鸡血藤 30 克，萼梅花 10 克，鸡蛋 2 个。

制法

将玫瑰花、鸡血藤、萼梅花、鸡蛋放入锅中，加清水 3 碗同煮，蛋熟去壳，再煮片刻，加少量白糖。

用法

饮汤、吃蛋，每日 1 次。

本草达人 | 经方新用

胃痛方

出处

《山东中草药手册》。

处方组成

玫瑰花、香附、白芍、川楝子。

功效主治

疏肝和胃，行气止痛。主治慢性胃病之胃气痛。

现代应用

治疗情志不遂引起的急慢性胃炎、消化性溃疡、功能性胃肠病等。

顺肺和营汤

出处

《施维智全本》。

处方组成

苏子、杏仁、桔梗、全瓜蒌、当归、川芎、郁金、旋覆花、玫瑰花、前胡、青皮、陈皮、降香片。

功效主治

顺肺化痰，和营理气。用于胸部宿伤、胸胁闷痛、咳逆咳痰等症。

现代应用

治疗外伤所致的胸痛、咳嗽等症。

舒肝理气丸

出处

《中药成方制剂》第十一册。

处方组成

青木香、姜半夏、陈皮、制延胡索、玫瑰花、山楂、制香附、柴胡、丹参、甘草、广藿香。

功效主治

舒肝理气，解郁。用于胸胁胀闷、气郁不舒。

现代应用

辅助治疗轻中度单相抑郁症。

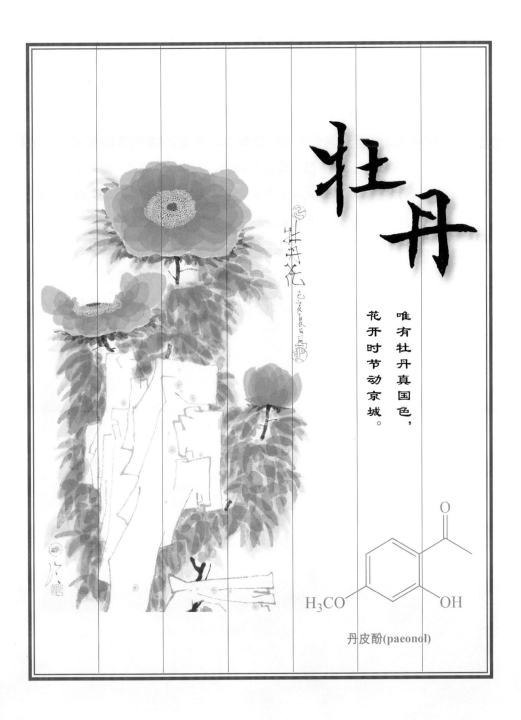

牡丹

唯有牡丹真国色，

花开时节动京城。

丹皮酚(paeonol)

历代有关牡丹的诗词歌赋浩如烟海，仅唐宋两代就有近千首。《全唐诗》收录约500首，状其貌、摹其态、叹其香、赞其色、吟其韵、述其品，借物言志抒情："名花倾国两相欢，常得君王带笑看""国色朝酺酒，天香夜染衣"，描写了牡丹的"国色天香"之美。"虚生芍药徒劳妒，羞杀玫瑰不敢开""绝代只西子，众芳惟牡丹。月中虚有桂，天上漫夸兰。"用其他花卉反衬出牡丹之美。"唯有牡丹真国色，花开时节动京城""花开花落二十日，一城之人皆若狂"，体现了国人对牡丹的喜爱，成就了其"花王"地位。下面就来品鉴一下两首唐诗。

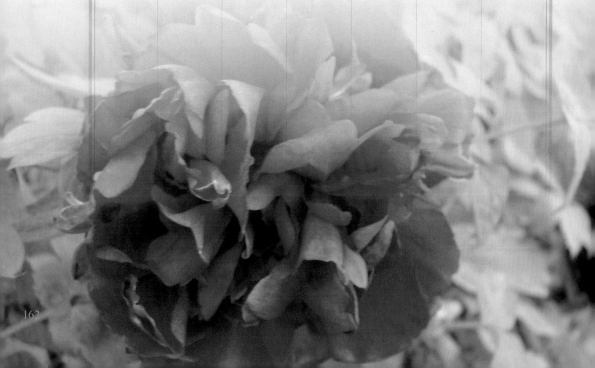

牡丹

[唐] 徐凝

何人不爱牡丹花，
占断城中好物华。
疑是洛川神女作，
千娇万态破朝霞。

　　有谁不喜欢牡丹花呢？盛开时独占了城中的美景。莫不是洛水女神在那里翩舞吧，千娇万态如同灿烂的朝霞飞腾。该诗赞美牡丹花的仙气神韵。前二句说明牡丹人人爱。"好物华"就是好景色，洛阳里的好景色让牡丹花占据并垄断了，谁人不喜欢？从人们的普遍爱好和崇尚着笔，直截了当。表面是提问，实是表明牡丹人人皆爱，"占断城中好物华"一句，即是对提问的回答。暮春时节，群芳凋谢，牡丹独开，享尽春光，占断万物之风光，无怪人称牡丹是"国色天香"。"疑是洛川神女作"，以虚拟之笔，将牡丹与传说中的美女洛神比类，曹植《洛神赋》描绘洛川神女是："仿佛兮若轻云之蔽月，飘飘兮若流风之回雪。远而望之，皎若太阳升朝霞；迫而察之，灼若芙蕖出渌波。"此诗结句"千娇万态破朝霞"，即取意于《洛神赋》，将牡丹之形、态、色以一"破"字托出。洛神是"皎若太阳升朝霞"，而牡丹是"千娇万态破朝霞"，犹言牡丹花放射着洛神的灵气，千娇百媚、千姿百态，神女般地升出，犹如朝霞样神奇。"破"字形象，有种活灵活现的态势。诗人以洛神喻牡丹，可谓青出于蓝而胜于蓝，可见徐凝是用了加倍衬托的艺术手法，其诗法之精妙，自不待言。

赏牡丹

[唐] 刘禹锡

庭前芍药妖无格，
池上芙蕖净少情。
唯有牡丹真国色，
花开时节动京城。

　　庭前的芍药妖娆艳丽却缺乏骨格，池中的荷花清雅洁净却缺少情韵。只有牡丹才是真正的天姿国色，到了开花的季节引得无数的人来欣赏，惊动了整个京城。此诗乃赞颂牡丹之作，其赞颂之手法，乃用抑彼扬此的反衬之法。诗人没有从正面描写牡丹的姿色，而是从侧面来写牡丹。诗一开始先评赏芍药和芙蕖（即荷花）。芍药的种植历史悠久，也曾受到人们的喜爱；荷花也的确堪称花中君子，清高洁净，但却冷艳寡情。芍药与芙蕖本是为人所喜爱的花卉，然而诗人赞颂牡丹，乃用"芍药妖无格"和"芙蕖净少情"以衬托牡丹之高标格和富于情韵之美。

　　这短短四句诗，写了三种名花，而其中又深含了诗人丰富的审美思想。刘禹锡没有忘记对芍药与荷花美好一面的赞誉，却又突出了牡丹的姿色，令人玩味无穷。作为花木，本来无所谓格调高下和感情的多寡，但诗人用拟人化和烘托的手法，巧妙生动地把自然美变成了艺术美，给人留下了难忘的印象。

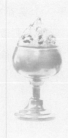

画中方中，流传千载

历史上，牡丹的栽培发展总体经历了几次大的盛衰交替，其栽培中心也随着历史的发展不断地转移、扩散、扩大，先后形成了洛阳、长安、天彭、亳州、曹州（今菏泽）等栽培中心。随着文化交流的发展，牡丹于8世纪传入日本，17世纪传入荷兰，18世纪传入英国，19世纪传入美国、法国。

牡丹文化在中国传统文化，尤其是植物文化中占有重要地位。其表现形式集中在花语花趣、神话典故、诗词歌赋、插花绘画和纹饰民俗等多个方面，其丰富的文化内涵和广泛的生活应用使牡丹成为国花的有力竞争者。就牡丹绘画方面，据《嘉话录》中记载："北齐杨子华有画牡丹处极分明"，可见

牡丹是芍药科芍药属植物，为多年生落叶小灌木，是我国十大传统名花之一。北宋欧阳修的《洛阳牡丹记》是历史上第一部牡丹专著，其中记载："牡丹初不载文字，惟以药载《本草》"，可见牡丹最早是以药用价值被载于药典古方，《神农本草经》《海山记》《龙城录》中都曾有过记载。

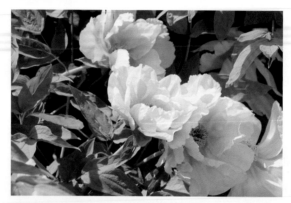

牡丹盛花期

南北朝时期的牡丹绘画艺术已经有了较高水平。还有五代时期徐熙的《玉堂富贵图》，明代徐渭的《水墨牡丹图》，清代恽寿平的《牡丹图》，近代张大千的《白牡丹》等，都是牡丹书画中的杰作。

牡丹与芍药的区别

芍药和牡丹的长相很相似，有的人根本分不出芍药和牡丹。加上芍药和牡丹花的英文还是一个词——peony，使得不少人误会芍药和牡丹其实是一种花的两种别称，其实两种花还是有差别的。

区分芍药和牡丹可以先看花，牡丹被称作花王，是木本花，一般是独自一朵生长在花顶之上，花型很大，没有能媲美其风采的花儿；但是芍药的花则一般是数朵花儿生长在顶上，花型也是比较小，经常有两朵花或是三朵花拥簇在一起。

牡丹和芍药的花瓣也有细微的不同。牡丹是花中之王，长相偏大气，花瓣形状比较圆润，没有很强的褶皱感。芍药的花瓣却是一瓣贴着一瓣，很紧密，花瓣上有不少褶皱，会又开生长，就像菊花一样的鸡爪形状，不是特别平滑。

牡丹和芍药的花期时间不同，牡丹的花期在 4 月谷雨时节，芍药的花期一般在 5 月的立夏节气，开花时间晚半个月左右，大家要记得在最佳观赏期内赏花，才能看到牡丹和芍药最美的样子。

区分芍药和牡丹还可以看枝条与叶片。很久之前，人们以为牡丹和芍药是一类的，但到后来发现其枝干有很大的不同，因为牡丹属于木本植物，其花朵下的枝干是木质感的，很硬朗和结实的感觉。而芍药就柔软许多了，芍药属于草本植物，花朵下面的枝干是十分柔软的枝条，整体表现偏向柔媚和妖娆。再来说叶片，牡丹的叶片比较宽，正面颜色青翠，反面有一层白粉，显灰绿色或者浅灰色，舒展开来也比较肥大，隐隐约约有种富态的样子。但是芍药的叶片比较尖细又狭长，正反面的颜色一致，都是偏浓绿色。

牡丹和芍药的根茎也不相同，但根茎是在地下的，只有在采摘时才能看见。牡丹的根茎是木质茎，有生长明显的肉质根，初生为白色，成熟后为褐色，秋冬低温时不会枯萎；芍药的根茎粗壮，分枝的颜色是黑褐色，在秋冬低温时茎叶会枯萎。

生活中的本草

水际竹间多牡丹

　　牡丹原产于中国的长江流域与黄河流域诸省山间或丘陵中，人们发现了它的药用价值和观赏价值，而变野生为家养。从南北朝"永嘉水际竹间多牡丹"至今，栽培历史也有1500年了。在长期的栽培过程中，牡丹发生了变异，出现了许多花大色艳的品种，愈来愈受到人们的重视，其栽培范围由长江、黄河流域向全国扩大。如今已扩展到东北、东南，以及内蒙古、新疆、西藏、台湾等地。

　　牡丹喜温暖、凉爽、干燥、阳光充足的环境，喜阳光，也耐半阴，耐寒，耐干旱，耐弱碱，忌积水，怕热，怕烈日直射。适宜在疏松、深厚、肥沃、地势高燥、排水良好的中性沙壤土中生长，酸性或黏重土壤中生长不良。充足的阳光对其生长较为有利，但不耐夏季烈日暴晒，温度在25℃以上则会使植株呈休眠状态。开花适温为17～20℃，但花前必须经过1～10℃的低温处理2～3个月才可。最低能耐-30℃的低温，在北方寒冷地带冬季需采取适当的防寒措施，以免受到冻害。南方的高温、高湿天气对牡丹生长极为不利，因此，南方栽培牡丹需给其特定的环境条件才可观赏到奇美的牡丹花。

药用、观赏大不同

药用牡丹与观赏牡丹是有区别的。观赏牡丹主要是培育花色、花型方面观赏性高的品种，其生长慢，枝干木质化，枝条也不是挺直。

药用牡丹按产地的不同，主要选用的有矮牡丹、紫斑牡丹、四川牡丹、黄牡丹、杨山牡丹。其中，安徽的杨山牡丹所产的丹皮即为最优质的凤丹皮。药用牡丹主要取根枝粗直的，这类牡丹生长快，杆高且直挺，表皮也光滑，叶片不丰盛，花也是单瓣。

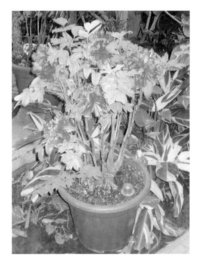

牡丹盆栽

播种

浇水

药用牡丹多用种子播种育苗。选择肥厚、疏松透气的沙质壤土为佳，土壤的最适 pH 通常为 7.0 左右，避免在酸性土壤和盐碱地种植。另外，需特别注意光线应充足，但光照强度不宜过大，尤其在夏季的正午时分应做好遮光措施。药用牡丹为肉质根，尤其不耐水涝，不宜过多浇水。在栽植第 7 天，视土壤干湿状况进行浇水。在越冬封土、花期前后和干旱天气时需特别注意补充水分。

连丹刮丹"亮银星"

牡丹的入药部位是其干燥根皮，也就是大家熟知的丹皮。不同生长时期的丹皮的品质是不同的。表明丹皮的质量与所采收的药用牡丹生长期和季节有关。以凤丹皮为例考察，据栽培 1～7 年的药材取样检测，栽培 4～5 年生，在 9～10 月采收的质量最佳。

生丹皮加工有粗细之分。粗加工丹皮称连丹，去除杂质根须和木心，采取抢水洗净，润透，进而切成薄片，晒干。长 5～20 厘米，直径 0.5～1.2 厘米，厚 0.1～0.4 厘米。外表呈灰褐色或黄褐色，质地硬而脆，易折断，断面呈淡粉红色，气芳香。细加工丹皮称刮丹，在粗加工的基础上，刮去外皮。外表有刮刀削痕，呈红棕色至淡灰黄色。丹皮表面析出发亮结晶，为丹皮酚渗出所致，俗称"亮银星"，为优质丹皮的特征。

丹皮可通过入锅文火翻炒制成炒丹皮或经过入锅后用武火炒至焦黑成丹皮炭。这种丹皮炮制有专门的工艺流程，经过炮制的丹皮也便于煎出药材的有效成分，便于汤剂的制备和贮存。

《中国药典》记载，丹皮味苦、辛，性微寒，归心、肝、肾经，具有清热凉血、活血化瘀的作用，用于治疗温毒发斑、吐血衄血、夜热早凉、无汗骨蒸、经闭痛经、痈肿疮毒、跌仆伤痛。

干花

牡丹花开虽然美丽，却没有香气，不能做香袋和提取精油，但是做成干花也可慢慢欣赏其妖艳的风姿。牡丹花风干法是最简单、最常用的一种制作干花的方法。

风干法

最好是在刚开没多久的时候，将牡丹连同花枝一起剪下，不要等到即将凋谢的时候才剪枝，这样花瓣会突然一下子全部散掉。风干的时候要将花错开，花头不要都挤在一起，尤其是大花朵，容易挤坏。一般情况下，在干燥通风环境里，大约一周之后就自然风干了，还会保持花色形状不变，恍若真花一般。切忌日晒，否则花色会变淡。

干燥剂法

在选好的容器里铺上2~3厘米厚的硅胶粒，将牡丹花连同枝干剪下一起放入，花朵朝上，在花的四周加入硅胶粒，直到埋住整个花朵，再用塑料袋密闭7~10天。

功效美食

牡丹花鸡片

功效

益气补虚，填精益髓，补血活血。

原料

白牡丹花 3 朵，鸡里脊肉 300 克，鸡蛋、葱花、生姜末、黄酒、盐、花椒、植物油和干淀粉各适量，花椒盐一份。

制法

先将白牡丹花瓣洗净、沥干，撒一层干淀粉。鸡里脊肉去筋，切成薄片，加精盐、味精、黄酒和生姜末、葱花拌匀入味。将鸡蛋清和鸡蛋黄分开，把鸡蛋黄搅匀。炒锅倒入油烧热，将鸡蛋液摊成饼，然后切成长条状备用。另用一个碗打鸡蛋清，加干淀粉拌成糊。鸡里脊肉片平放在 1 片牡丹花瓣上，里脊片上再铺上 1 片牡丹花瓣，做成花夹。鸡蛋饼抹上蛋清糊，将牡丹花夹放在饼皮上，包成方形小包。炒锅烧热，放入包好的小包炸熟，捞出，沥去油，整齐地码放在盘内即成。

用法

上桌时配一盘椒盐蘸食。

牡丹花粳米甜粥

功效

理气，活血，止痛。主治气滞型痛经、小腹胀痛拒按、乳房及胁肋胀痛。

原料

干牡丹花 6 克（鲜品用 15 克），粳米 50 克，红糖适量。

制法

先用粳米煮粥，待沸后加入牡丹花再煮，粥熟后入红糖即可。

用法

空腹服。

牡丹银耳汤

功效

滋阴生津，益气活血，清肺热，益脾胃，润肠，健脑，补肾，解毒。

原料

鲜白牡丹花 2 朵，银耳 30 克，清汤，精盐、味精、料酒、白胡椒面各适量。

制法

先将白牡丹花瓣洗净；把银耳放入盆内，用开水浸泡膨胀，摘洗干净，控干备用。将清汤倒入净锅内，加入精盐、料酒、味精、白胡椒面，煮沸后撇去浮沫。然后把银耳放入碗内，倒入调好的清汤，上笼蒸至银耳发软入味，取出，撒上牡丹花瓣即可。

用法

饮汤，食银耳。

本草达人 | 经方新用

均气丸

出处

《圣济总录》。

处方组成

牡丹皮、焙当归、木香、炮京三棱、姜半夏、焙青橘皮、麸炒枳实、锉槟榔。

功效主治

主治脾胃不和、心胸满闷、不能饮食、痰逆吞酸、少力、头目昏眩。

现代应用

治疗脾胃虚弱所致的消化不良。

大黄牡丹汤

出处

《金匮要略》。

处方组成

大黄、牡丹皮、桃仁、冬瓜仁、芒硝（熔化）。

功效主治

泻热破结、散结消肿。主治肠痈初起、尚未成脓的湿热瘀滞证。

现代应用

可用于急性胰腺炎、阑尾脓肿、脓毒症、混合痔、下肢血栓性静脉炎、盆腔炎等。

注意事项

如肠痈属于寒湿郁滞者，或痈脓已成，且有其他并发症（如寄生虫感染、腹膜炎等）则不宜使用。对于老人、孕妇、体质虚弱者，亦不宜用。

牡丹皮散

出处

《妇人良方》。

处方组成

牡丹皮、延胡索、当归尾、桂心、赤芍、牛膝、莪术、京三棱。

功效主治

活血、化瘀、止痛。主治血瘕。也可用于子宫肌瘤以及一切癥瘕积块等病症。

现代应用

治疗急性软组织损伤。

桂枝茯苓丸

出处

《中国药典》2020版一部。

处方组成

桂枝、茯苓、丹皮、赤芍、桃仁。

功效主治

活血、化瘀、消癥。用于妇人宿有癥块、或血瘀经闭、行经腹痛、产后恶露不尽。

现代应用

治疗子宫肌瘤、卵巢肿瘤、乳腺增生、盆腔炎、前列腺炎等。

注意事项

孕妇忌用。

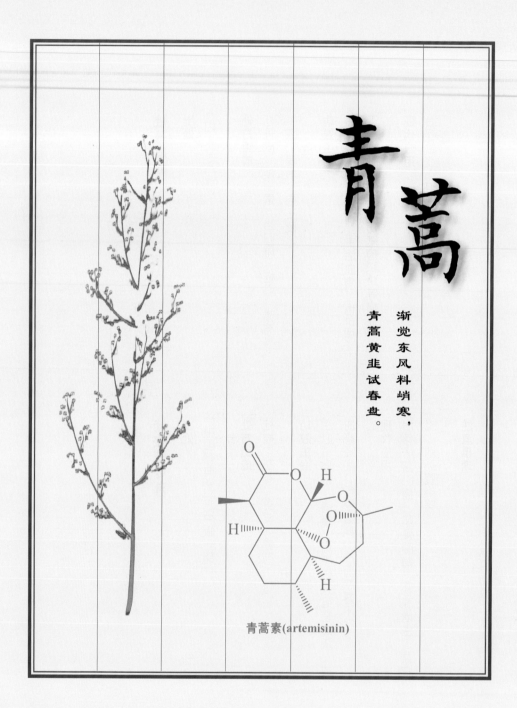

青蒿

渐觉东风料峭寒，
青蒿黄韭试春盘。

青蒿素(artemisinin)

小雅·鹿鸣

[先秦] 佚 名

呦呦鹿鸣，食野之蒿。

我有嘉宾，德音孔昭。

视民不恌，君子是则是傚。

我有旨酒，嘉宾式燕以敖。

　　《小雅·鹿鸣》是《诗经》的"四始"诗之一，是古人在宴会上所唱的歌。据朱熹《诗集传》的说法，此诗原是君王宴请群臣时所唱，后来逐渐推广到民间，在乡人的宴会上也可唱。

　　全诗共三章，每章八句，开头皆以鹿鸣起兴。上面的八句诗来源于第二章，其含义是：一群鹿儿呦呦叫，在那原野吃蒿草。我有一批好宾客，品德高尚又显耀。士人榜样不轻浮，君子纷纷来仿效。我有美酒香而醇，嘉宾畅饮乐逍遥。全诗便营造了一个热烈而又和谐的氛围。

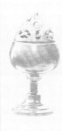

送范德孺

[宋] 苏 轼

渐觉东风料峭寒，
青蒿黄韭试春盘。
遥想庆州千嶂里，
暮云衰草雪漫漫。

这是苏轼写给范德孺的诗。范德孺是北宋杰出的思想家、政治家、文学家范仲淹的儿子，他是江苏苏州人，居然被派到庆州（甘肃庆阳）任知事。南方人到了西北地区，可想而知，水土不服，很苦。因此苏轼写到：东风阵阵吹来，我已经感觉春寒料峭了。想到那春天的青蒿长高了，韭黄可以做成菜，得多么美味可口。再想一想远在甘肃庆阳的范德孺，在那高山如嶂、衰草连天、雪花飘飘的苦寒之地，戍边卫国不容易！"青蒿黄韭试春盘"，古代有风俗，立春日以韭黄、果品、饼饵等簇盘为食，或馈赠亲友，称春盘。《食疗本草》云："青蒿，寒，益气长发，能轻身补中，不老明目，煞风毒，捣敷疮上，止血生肉。"用青蒿和韭黄做春盘，寓意蓬勃长久。说明大文豪东坡先生不仅文学造诣深厚，对美食还很有研究。

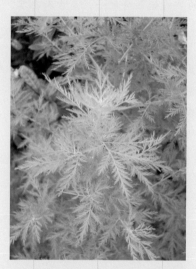

黄花蒿（中药名"青蒿"）壮苗期

古时草之高者为蒿

青蒿在典籍中，除了以青蒿命名外，常用草蒿、方溃、蒿、香蒿、秋蒿、荻、菣、犱等别名。古时蒿为草之高者，大凡老草较高者都可以叫蒿，在蒿字前缀某字，就叫某蒿，如艾蒿、青蒿等。

"黄花蒿"和"青蒿素"是 2015 年 10 月两个热门的中药名称。关于它们的名称之间的实际关系，经过药学界和植物学界共同的梳理考证后得出：中药所用"青蒿"就是植物学所称"黄花蒿"（Artemisia annua），含有青蒿素，具有抗疟作用，是一直为民间所用的真"青蒿"。植物学所指"青蒿"（Artemisia carvifolia，异名为 Artemisia apiacea）虽然是黄花蒿的近亲，但不含青蒿素，并无抗疟作用，是由日本学者错误鉴定的假"青蒿"。"青蒿"之名源于该植物未开花之前体色偏青绿，"黄花蒿"之名则是源于其植株开花结果之后变黄。

黄花蒿的叶、花与果

黄花蒿为菊科一年生草本植物。植株有浓烈的挥发性香气。根单生，垂直，狭纺锤形；茎单生，高 100～200 厘米，基部直径可达 1 厘米，有纵棱。幼时绿色，有纵纹，下部稍木质化，纤细，无毛。叶两面青绿色或淡绿色，无毛。

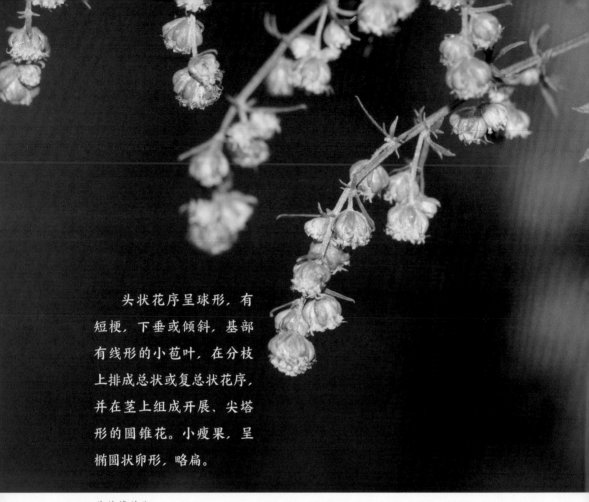

　　头状花序呈球形，有短梗，下垂或倾斜，基部有线形的小苞叶，在分枝上排成总状或复总状花序，并在茎上组成开展、尖塔形的圆锥花。小瘦果，呈椭圆状卵形，略扁。

黄花蒿花期

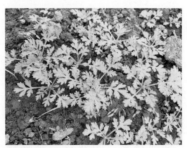

黄花蒿幼苗

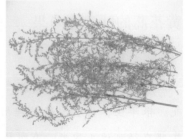

青蒿药材

名蒿者，多可食

明代朱橚所撰的《救荒本草》中就记载有茼蒿、野艾蒿、米蒿、紫香蒿、铁杆蒿、白蒿、野同蒿等可食。青蒿在本草中的记载都是：味苦，寒，无毒。无毒是食材的重要特点，其实青蒿的确是可以作为食材的。唐代苏敬主编的《新修本草》中记载："草蒿处处有之，即今青蒿，人亦取杂香菜食之。"宋代寇宗奭所撰《本草衍义》中记载："草蒿，今青蒿也，在处有之，得春最早，人剔以为蔬，根赤叶香"，就是将青蒿作为蔬菜食用的。明代李时珍所撰《本草纲目》中记载青蒿："呦呦鹿鸣，食野之蒿。即此蒿也……青蒿春生苗，叶极细，可食……干者炙做饮香尤佳"，也说明青蒿常被人食用。

青蒿由于其独特的香味和医疗价值，被广泛用于许多领域，是重要的中药材之一。《中国药典》记载中药青蒿味苦、辛，性寒，具有清热解暑、除蒸、截疟的作用，可用于治疗暑邪发热、阴虚发热、夜热早凉、骨蒸劳热、疟疾寒热、湿热黄疸。其次，青蒿还可以用于制作香料和食品添加剂，如在烹饪中用于调香，或者在饮料和烘焙食品中作为添加剂。此外，青蒿还具有杀虫活性，可以用于制作杀虫剂。

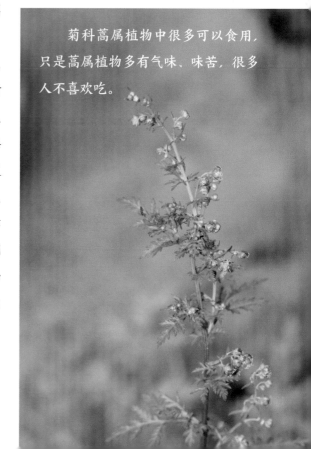

菊科蒿属植物中很多可以食用，只是蒿属植物多有气味、味苦，很多人不喜欢吃。

生活中的本草

处处可见黄花蒿

黄花蒿是一种广泛分布于亚洲、欧洲和北美洲的多年生草本植物。这种植物以其特殊的香味和在医学上的广泛应用而闻名。黄花蒿的生长环境、条件以及栽培方法在很大程度上影响了它的分布和利用。

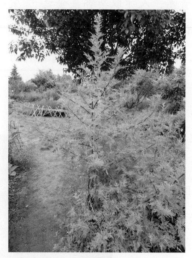

路边随处生长的黄花蒿

黄花蒿通常生长在海拔低于2 000米，且环境温度较为凉爽的地区。它喜欢肥沃、排水良好且富含有机质的土壤，但在一些瘠薄的土壤中也能生存。黄花蒿在湿润的草地、林缘、路旁等处都可以找到，它甚至可以在轻度盐碱的土壤中生长。总的来说，黄花蒿是一种适应性很强，对环境要求不严格的植物。

栽培黄花蒿的三种方式

黄花蒿可以通过种子繁殖、扦插繁殖和分株繁殖三种方式进行栽培。

（1）种子繁殖：在春天，当气温上升到 15℃ 以上时，黄花蒿就可以通过种子繁殖。种子需要在 25～30℃ 的条件下进行催芽，然后播种在苗床上。苗床应选择排水良好且富含有机质的土壤。播种时注意浇水，需保持土壤湿润，并在出苗后进行间苗和除草。

黄花蒿发芽的温度为 8～25℃，一般播种后 7 天左右种子开始发芽。幼苗开始生长十分缓慢，从种子发芽长出两片子叶，到第一对真叶形成，需要 4～5 天的时间。第 8～10 天长出第二对真叶，第 12～14 天长出第五片真叶，以后生长逐渐加快，这时可以移栽。大部分幼苗具有 18～22 片真叶，1～5 真叶小，叶片不开裂或浅裂。以后形成的叶片逐渐增大，并出现羽状深裂。随后进入生长旺盛期，主茎的增粗有两个高峰时期，当第二个增粗高峰出现之后，便是花期。黄花蒿为草本植物，如果春天播种的话，那么到了冬天就会结果。果实的成熟与光照有直接关系，上部枝条光照充足，果实成熟得早，而下部在阴生环境下的枝条一般要到 12 月中、下旬，有的果实还可能未成熟。

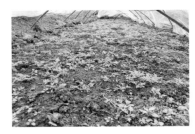

黄花蒿育苗

（2）扦插繁殖：夏天 7～8 月份采用黄花蒿顶部枝条作插穗，以火土为基质进行扦插可获得 86%～96% 的成活率。不同类型、不同部位枝条、不同扦插期及扦插基质对黄花蒿的扦插成活率均有一定的影响。

分株

（3）分株繁殖：对于已经生长了至少两年的黄花蒿，可以通过分株的方式进行繁殖。在早春或者秋天，将黄花蒿的根挖出，分成几株小植物，然后分别栽种在目标地点。栽种后需要浇水并保持土壤湿润，以确保分株成功存活。

在栽培过程中，需要注意合理施肥和及时除草，以促进黄花蒿的生长。此外，还要注意对其病虫害的防治，如果发现病虫害，应立即采取措施进行治疗。

炮制青蒿的进展

8月中旬左右为黄花蒿花蕾期，可进行收获。选择连续晴天时收割，上午9时以后将整株砍下，放在原地晾晒1天，

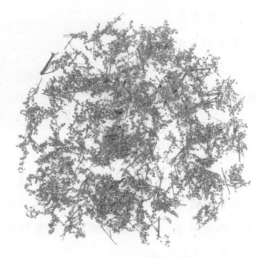

青蒿饮片

再运至晒场暴晒至干燥。干燥后的整株黄花蒿，除去植株下部的枯老黄叶即可。也可用木棒捶下蒿叶，用筛子筛去杂质后晒干，即成中药材青蒿。贮存时应装入洁净麻袋，放于阴凉通风处。中药材青蒿应茎干、叶净、呈青色或青黄色，无枯叶、杂质、花蕾、霉烂变质等。

本草达人 | 药用青蒿炮制法

古人使用青蒿生品，多应用于治疗血热、暑热、湿热等。在清代及以前，青蒿炮制方法众多，有制炭、童便炙、酒炒、鳖血拌炒、蒸露等：采用童便炙、熬膏，旨在童便入血清热，增强其治骨蒸劳热的作用；采用焙、微炒、酒浸制，旨在缓其苦寒之性，免伤脾胃。

清代以来，青蒿炮制品的品种逐渐减少，目前仅仅局限于青蒿段、炒青蒿和鳖血炒青蒿等少数几种，且绝大多数新版标准典籍只将青蒿段收载，鳖血炒青蒿、炒青蒿、童便炙青蒿等过去常用的炮制品却未收载，各地青蒿炮制方法也逐渐变得单一。这可能与青蒿炮制品的临床使用受限、人们认识的局限性以及患者接受度有关。

居家养生新体验

精油

青蒿精油含有丰富的单萜和倍半萜类，具有挥发性，大部分具有香气，可随水蒸气蒸馏出来。现代研究证明，青蒿挥发油具有抗菌、抗癌、抗病毒、抗炎、驱蚊、杀虫、抗氧化等活性。主要用途有治疗痤疮、抑制流感病毒、消炎、抗溃疡、强心、解热止咳、祛痰平喘和镇痛。青蒿挥发油可制成保健食品，还用于研制驱蚊贴。

青蒿的叶和花蕾中精油含量比较高，因此制作时，可以选择青蒿的叶和花蕾。1份原料加8倍量的水，先浸泡一个半小时，蒸馏时间为三个小时，这样就可以提取到纯度和抑菌效果比较好的精油。

功效美食

青蒿具有长期的药用、食用历史，其味苦、寒、无毒，可以用于治疗疟疾等症，也可作为食材。嫩叶可用于制作青蒿饼，作蔬菜，全草可以用于制作神曲、茶饮等食品，也可提取后用于食品加工原料，是一味药食两用的好中药，值得推广使用。

青蒿粥

功效

清热。适用于外感发热、阴虚发热、恶性疟疾的发热等。

原料

鲜青蒿100克（干品30克），粳米50克，白糖适量。

制法

先将鲜青蒿洗净，绞烂取药汁30～60毫升。煮粳米粥，粥熟后倒入青蒿汁（干品要先煎汁，再用汁煮粳米粥），加糖搅拌，再煮沸即可。

用法

早餐或晚餐食用。

杞子青蒿蒸甲鱼

功效

滋阴清热。对艾滋病低热患者有效。

原料

甲鱼1只（500克左右），枸杞子30克，地骨皮30克，青蒿9克，葱、姜、酒、冰糖适量。

制法

先将甲鱼去内脏、洗净。再将枸杞子、葱、姜、酒、冰糖放入甲鱼腹中。用青蒿、地骨皮煎汤，取汤汁煮甲鱼1小时即可。

用法

饮汤，食甲鱼。

青蒿饼

功效

解暑清热，祛邪杀虫。

原料

鲜青蒿1000克，面粉250克，糯米粉250克，白糖适量。

制法

鲜青蒿洗干净。放入锅中加水、大火煮，水开后5分钟即可。青蒿煮好后，沥干水，用菜刀或石臼捣烂剁碎。加面粉和糯米粉，用手拌均匀。取青蒿粉团，搓圆，压扁，做成一个个圆粑粑。放到蒸锅内排列好，大火蒸15分钟或用油煎至表面出现金黄色。

用法

撒上白砂糖，趁热吃。

综合历代经典方剂及现代名家经验，总结出现代临床应用青蒿及其用量经验，临床用量为4.5～500克，其中水煎常用剂量为10～30克，外洗用100～250克，代茶饮用500克；根据疾病、证型、症状，寻求青蒿最佳用量与配伍。

透热养阴，清热解毒：配伍鳖甲、生地黄、黄芩、牡丹皮、白薇，治疗各种发热。

解肌清热，调和营卫：配伍柴胡、葛根、金银花，治疗呼吸系统疾病。

和解枢机，清胆祛湿和胃：配伍黄芩、茵陈、半夏，治疗消化系统疾病。

和解少阳，清热透邪：配伍柴胡、黄芩、金银花，治疗内分泌系统疾病。

清热解暑利湿：配伍黄芩、佩兰、藿香、薏苡仁，治疗暑（热）湿病。

清热养阴润肤：配伍鳖甲、生地黄，治疗皮肤病。

清热化痰宁心：配伍苦参、黄连、紫石英，治疗室性早搏型心律失常。

清骨散

出处

《证治准绳》。

处方组成

银柴胡、胡黄连、秦艽、鳖甲、地骨皮、青蒿、知母、甘草。

功效主治

清虚热、退骨蒸。用于治疗围绝经期综合征、肺结核等所致的虚劳发热、骨蒸潮热，或低热日久不退、形体消瘦、唇红颧赤。

现代应用

治疗血管神经性头痛、胸膜炎、结核病等。

清经散

出处

《傅青主女科》。

处方组成

丹皮、地骨皮、白芍、熟地黄、青蒿、茯苓、盐水炒黄柏。

功效主治

清热凉血。用于治疗月经过多、经期出血、经期下利脓血、血灌瞳仁、鼻衄等病症。

现代应用

治疗月经先期、黄体功能不全、多囊卵巢综合征、预防子宫内膜息肉术后复发、真性红细胞增多症。

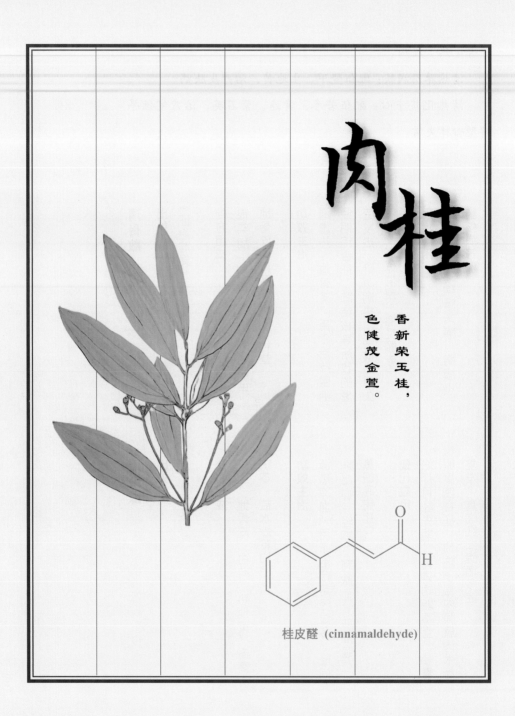

肉桂

香新荣玉桂，
色健茂金萱。

桂皮醛 (cinnamaldehyde)

　　"香新荣玉桂，色健茂金萱。"此诗句出自《红楼梦》第七十六回，八月十五（中秋夜）黛玉和湘云在凹晶馆联诗，其中的一句对联中的"玉桂"并非诗人笔下"人闲桂花落，夜静春山空""广寒香一点，吹得满山开"的桂花树，而是肉桂。诗句写秋季玉桂盛开散发的清香，萱草生长的繁茂，明写植物却暗喻祝愿天下母亲健康长寿，为中秋团圆增添了不少气氛与思念之情。

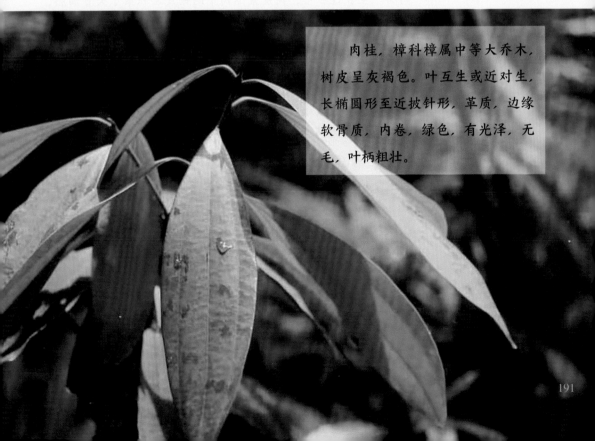

　　肉桂，樟科樟属中等大乔木，树皮呈灰褐色。叶互生或近对生，长椭圆形至近披针形，革质，边缘软骨质，内卷，绿色，有光泽，无毛，叶柄粗壮。

香叶桂皮，皆多用途

　　喜欢美食的朋友一定对厨房里的香叶、桂皮并不陌生。薄薄的树叶、粗糙的木头卷，却香味浓郁，烹饪时放上一点马上就香味扑鼻。其实香叶和桂皮都来自"桂"家门，是樟科的植物。香叶是樟科植物月桂树的叶子。因为月桂在拉丁语中有"赞美"的意思，罗马人视之为智能、护卫与和平的象征，所以在奥林匹克竞技比赛中获胜的人都会被赠予一顶月桂编成的头环，这也是"桂冠"一词的由来。而桂皮是樟科樟属植物天竺桂、阴香、细叶香桂或川桂等树皮的通称。

　　肉桂原产于中国，木材可供制造家具，树皮被用作香料、药材。生长过程中，树皮紧贴树干的韧皮层积累了大量油脂，富含桂皮醛、芳樟醇和丁香油酚等芳香化合物，其独特的香味便来源于此。西方科学家通过考古发掘和文献研究，发现2000多年前埃及艳后就用肉桂、没药和松脂制作出了一种味道浓烈持久但令人愉悦的辛辣和甜味混合的香水。

　　肉桂作为药名，至唐代才出现。最早以"菌桂"和"牡桂"之名，分2种入药，首载于《神农本草经》，但在使用时并无分别。《汉语大字典》注明：菌（jùn）在"菌桂"一词中念qūn，证明"菌桂"是由"囷桂"演变而来，即"圆形的桂"。"牡"与牝相对，本意为雄性的鸟兽，亦指植物的雄株。但菌桂和牡桂只有大小之分，并无雄雌之别。故专家推测，"牡"原为"壮"，即大而有力之意，后世流传中将"壮"误写为"牡"。被称为天下第一方的《桂枝汤》，其中的君药就是肉桂。

香草传说 | 肉桂轶闻

　　相传四大美女之一的西施，一日感觉咽喉疼痛，使用大量清热类药物后仍不见好转。遂另请一名医，名医见其四肢不温，小便清长，六脉沉细，乃开肉桂一斤。药店老板看完处方后，说："喉间肿痛溃烂，乃大热之症，岂能食辛温之肉桂？"便不予配药。西施道："此人医术高明，当无戏言。先少量试之。"服用半斤后起效，大喜。药店老板闻讯后向名医请教。名医说："西施之症乃真寒假热，虚阳上浮，非引火归元之法不能治。"

可做药材，亦可作香料

秦始皇在广西置桂林、象郡、南海三郡。"桂林"之名最早便起源于此，因该地盛产肉桂树且成林而得名。而当时桂林郡的治所，不是"桂林山水甲天下"的桂林市，而是现在的桂平市，也就是肉桂的主产区、传统的道地药材产区。

肉桂中药品种与药用部位也发生过变化。桂类药材药名原为桂、桂心、桂皮。宋代后出现"桂枝"之名，并逐步分开肉桂与桂枝的药用部位，一直延续至今。肉桂味辛、甘，性大热，归肾、脾、心、肝经，主要功效有温煦气血、补火助阳、散寒止痛，中医常用于治疗肾阳虚证、寒凝痛证、月经不调、痛经、闭经以及虚阳上浮等。

肉桂的商品规格也是多种多样。树干近地面部位剥下来的树皮，可以压成平板状，商品名为板桂。肉桂自然干燥后卷曲成筒状的商品，叫作筒桂。

还有一种将肉桂树皮剥下，放在专门的模具里压制成两边向中间卷起，中间有一点凹凸形状的，这种商品名为企边桂；企边桂以越南清化的肉桂最好。肉桂去掉了表面的木栓层后，留下的皮部就叫作桂心。所以，桂心不是大树中心的木质部，而是去除木栓层的内层树皮，属于优质佳品。

如何区别桂枝、肉桂和桂皮呢？简单来说，桂枝就是肉桂树的嫩枝，使用时一般切成小片，称为饮片。肉桂和桂皮可以从颜色、厚度、油性、味道四个方面来区分。桂皮的颜色要比肉桂深，呈深褐色；肉桂的厚度要比桂皮厚；肉桂的油

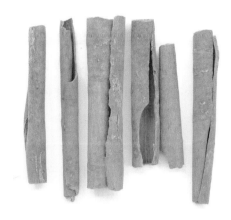

简桂

性要比桂皮大；桂皮比较香，肉桂的味道闻上去有甜味和辣味。临床上，桂皮一般不入药。肉桂的热性要比桂枝强，桂枝的效力稍微缓和一点。使用上有点类似，肉桂取自树干，多用于身体脏腑温阳；桂枝取自嫩枝，多用于四肢病变。

中国人喜欢肉桂，西方人也很喜欢肉桂。饼干、蛋糕、热可可……只要是甜点，都可以撒上一把肉桂粉。寒冷冬天的午后，来上一杯焦糖苹果肉桂茶，肉桂的辛烈配上苹果的香甜，绝对让人心旷神怡。

生活中的本草

肉桂的种植与采剥

虽然现在肉桂多为人工栽培，但属于中等大乔木，一般栽培于沙丘或斜坡山地，不适合家庭种植。

当树龄 10 年以上，韧皮部已积成油层时可采剥，春秋季节均可剥皮，以秋季 8～9 月采剥的品质为优。环剥皮按此商品规格的长度稍长（41 厘米），将桂皮剥下，再按此商品规格宽度略宽（8～12 厘米）截成条状。另一种是在树上按此商品规格长宽稍大的尺寸划好线，逐条地从树上剥下来，用地坑焖油法或箩筐外罩薄焖制法进行加工。4～5 月剥的称为春桂，品质差；9 月剥的称为秋桂，品质佳。树皮晒干后称桂皮，加工产品有桂通、板桂、企边桂和油桂等。

采剥

将采集的肉桂除去杂质及粗皮，洗净，润软，切薄片，阴干。或者将肉桂除去杂质和粗皮，用时捣碎。

阴干

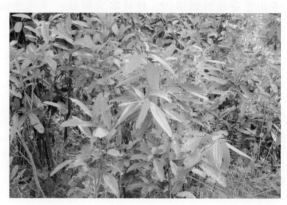

肉桂植株

历史上，阿拉伯人精心谋划了一个骗局，编造了一种并不存在的生物"肉桂鸟"。主要目的是不想让欧洲人知道肉桂的来历，以便他们能垄断肉桂贸易。古希腊历史学家希罗多德曾经著有《历史》一书，在书中描述了"肉桂鸟"的故事：肉桂鸟喜欢以肉桂来筑巢，但是它们的巢穴通常筑在陡峭的悬崖之上，没人能够爬上去。阿拉伯人想办法，把一些牲畜杀死后切成大肉块作为吸引肉桂鸟的诱饵。肉桂鸟发现这些诱饵后，便会冲下来将肉块夺走，然后放进自己的巢穴中。但是由于肉桂枝组成的巢穴无法承受肉块的重量便会坠落。这样阿拉伯人便能得到这些肉桂，再将之作为商品，高价卖到世界各地。

然而这个骗局竟忽悠了西方世界千年之久。在很长一段时间里，肉桂在欧洲的售价都非常高昂。不过随着大航海时代的来临，各种香料也陆续被欧洲人找到。

1506 年，一支葡萄牙船队在跟踪阿拉伯商船，企图找到肉桂产地时遇到大风暴，飘到了印度洋沿海地区，无意中来到了锡兰（现在的斯里兰卡），正好是肉桂的原产地之一。当时的锡兰有几个小王国，葡萄牙人找到了康提国王，与之达成协议，在这里修建贸易点，开始大量收购肉桂。在达成收购协议后，葡萄牙人并没有感到十分满足，既然发现了肉桂的原产地，对于葡萄牙人来说，最好的办法就是将之据为己有，但是原住民并不愿意接受，于是便爆发了殖民战争。葡萄牙人依靠自己强大的火力，打败了原住民。

自葡萄牙人发现这里之后，斯里兰卡便成了众多殖民者青睐和争夺的地方。17 世纪，荷兰人统治了斯里兰卡；18 世纪时最强大的"日不落帝国"又打败了荷兰人，占领了这里。在众多殖民者眼里，斯里兰卡也变成了一片巨大无比的"肉桂"。

居家养生新体验

香囊

散寒解表方

原料

桂枝、白芷、细辛、苏叶、荆芥、防风、辛夷、香薷。

做法

将上述原料混合打成细粉，或取上述原料细粉均匀混合，袋装，随身携带或挂于脖颈处。

功效

防治呼吸道感染。

温经散寒方

原料

艾叶、高良姜、吴茱萸、干姜、肉桂、山奈。

做法

将上述原料混合打成细粉，或取上述原料细粉均匀混合，袋装，随身携带或挂于脖颈处。

功效

舒缓神经，缓解焦虑。

精油

肉桂精油具有促进血液循环、镇痛、抗风湿等作用，并且拥有一流的抗菌能力，它的香气甜美细腻，令人回味，起到温暖心灵的作用。但是肉桂精油中含有大量的肉桂醛，对皮肤和黏膜具有刺激性，大剂量使用时容易引起抽搐、皮肤红肿刺痛，所以一般不在脸部使用肉桂精油，老人、幼童及孕妇应避免使用。

　　使用肉桂精油时，稀释浓度要非常低，不超过0.5%的浓度，比较适宜用香熏吸入，搭配柑橘类的使用，具有净化空间、愉悦氛围的作用，可以使人感觉空间更温暖；搭配罗文莎叶精油与柠檬精油，具有净化空间、保洁消毒的作用；将肉桂精油与乳香精油、生姜精油一起滴入热水中，用毛巾浸湿后拧干，热敷在关节处，有助于缓解风湿关节痛的问题；用基础油调和黑胡椒精油、甜橙精油及肉桂精油，均匀抹在肚子上并进行按揉，帮助解决消化不良的问题；将肉桂精油与生姜精油、甜杏仁精油用基础油调和后，按摩肾俞穴、关元穴、涌泉穴及膀胱经，有助于改善男性性功能问题。

功效美食

肉桂姜肚

功效

可补益脾胃。适用于脾胃阳虚或胃寒所致的胃脘隐痛、喜热畏寒、泛吐清水、口淡不渴、纳差腹胀等。

原料

猪肚 200 克，肉桂 5 克，生姜 50 克。

制法

将猪肚洗净切丝，生姜切碎、肉桂研末，同放碗中，加清水及食盐适量，隔水炖至烂熟。

用法

食猪肚，喝汤，分 2 次服食。

肉桂羊肉汤

功效

可健脾温肾。适用于脾肾阳虚之四肢不温、纳差食少、腰膝酸软、脘腹冷痛等。

原料

羊肉1000克，肉桂10克，草果5个，香菜及调料适量。

制法

将羊肉洗净，切块，余药布包，加水同炖沸后，调入胡椒、姜末、食盐、黄酒等，炖至羊肉熟烂后，去药包，调入葱花、味精及香菜等，再煮一二沸即成。

用法

食肉，喝汤。

肉桂香草鸭

功效

可温中和胃，暖肾助阳。适用于脾肾阳虚、营卫失调、脘腹冷痛、反胃呕吐、咳嗽水肿、肢冷腰酸等。

原料

肉桂、公丁香、草豆蔻各5克，鸭1只（约1000克），调料适量。

制法

将鸭洗净；余药水煎取汁，煎2次，约取汁3000毫升。将药汁、葱段、姜片、鸭子同放锅中，文火煮至六成熟时捞起，放入卤汁锅中卤熟后取出；锅内留卤汁少许，加冰糖、味精，文火熬至冰糖溶化后放入鸭子，一边搅动，一边用勺将卤汁浇在鸭身上，直至卤汁均匀粘在鸭子上，呈红亮时捞出，再涂上麻油即成。

用法

食鸭肉。

肉桂五香肚粥

功效

可温胃止呕。适用于脾胃虚寒，胃失肃降所致的呕吐、反酸、口吐清水、纳差等。

原料

猪肚1个，大米100克，肉桂、丁香、小茴香、生姜、葱白（下称"五香"）及调料适量。

制法

将猪肚洗净，切片，与五香同炖至猪肚烂熟后，去五香；另取大米煮为稀粥，待熟后，加入猪肚中，调入食盐、料酒、酱油、味精适量，再煮一二沸。

用法

喝粥，空腹分3次服食。

肉桂人参蒸羊心

功效

可温通心阳，安神定悸。适用于冠心病，症见心悸不安、胸闷气短、面色苍白等。

原料

肉桂、人参各5克，羊心1个，调料适量。

制法

将肉桂、人参研末，羊心洗净，纳诸药于羊心中，蒸熟后，切片，加食盐、味精、葱花、姜末、麻油等适量。

用法

调味服食。

本草达人 | 经方新用

桂枝芍药知母汤

出处

《金匮要略》。

处方组成

桂枝、芍药、甘草、麻黄、生姜、白术、知母、防风、炮附子。

功效主治

祛风除湿、通阳散寒，佐以清热。主治诸肢节疼痛，身体尪羸，脚肿如脱，头眩短气，温温欲吐者。

现代应用

临床用于类风湿关节炎、痛风性关节炎的治疗。

黄芪桂枝五物汤

出处

《金匮要略》。

处方组成

黄芪、芍药、桂枝、生姜、大枣。

功效主治

温阳通经、益气通痹。主治血痹、肌肤麻木不仁。

现代应用

临床用于糖尿病周围神经病变、神经根型颈椎病等疾病。

保元汤

出处

《简明医彀》。

处方组成

人参、黄芪、甘草、肉桂。

功效主治

温阳补气，引火归元。治疗虚损劳怯、元气不足。

现代应用

临床用于冠心病、再生障碍性贫血、慢性肾功能衰竭、慢性肾炎、白细胞减少等疾病。

除湿胃苓汤

出处

《医宗金鉴》。

处方组成

炒苍术、姜炒厚朴、陈皮、猪苓、泽泻、赤茯苓、土炒白术、滑石、防风、生山栀子、木通、肉桂、生甘草。

功效主治

清热燥湿、理气和中。主治因饮食失调、脾失健运、湿浊内停、郁而化热、外蒸肌肤所致的皮肤红斑、水疱、渗液等症。

现代应用

临床用于湿疹、类天疱疮及掌跖脓疱病。

苓桂术甘汤

出处

《金匮要略》。

处方组成

茯苓、桂枝、白术、甘草。

功效主治

温阳化饮、健脾利湿。主治中阳不足之痰饮、胸胁支满、目眩心悸、短气而咳。

现代应用

临床用于心力衰竭、梅尼埃病、慢性支气管炎等病症。

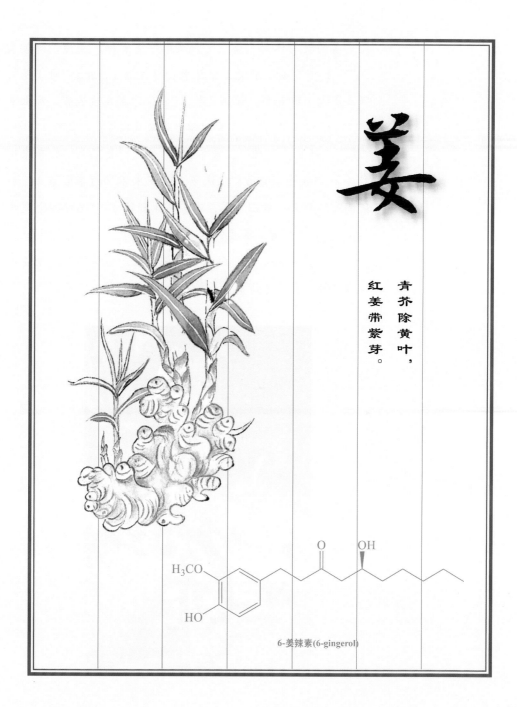

姜

青芥除黄叶，
红姜带紫芽。

6-姜辣素(6-gingerol)

姜的繁写体为"薑",《说文解字》解释，姜为"御湿菜也"。王安石在《字说》中认为，姜能疆（qiang，同"强"，强大之意）御百邪，故谓之薑。"疆"字去左边偏旁，加上草字头，就成了"薑"。南宋理学大师朱熹在《论语集注》中说："姜能通神明，去秽恶，故不撤。"金元四大家之一的李东垣对姜推崇备至，提出"上床萝卜，下床姜"的养生名言。在民间有"夏天一日三片姜，不劳医生开药方""冬吃萝卜夏吃姜""早吃三片姜，赛过喝参汤"等俗语。

文学大家韦应物、白居易、柳宗元、刘禹锡等对生姜也情有独钟，在其诗作中不乏赞美之词。

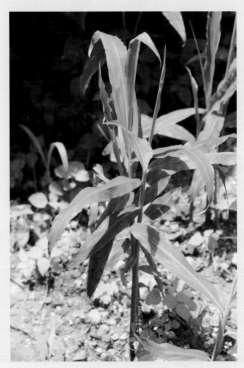

姜的植株

招韬光禅师　　饭　僧

[唐] 白居易

白屋炊香饭，
荤膻不入家。
滤泉澄葛粉，
洗手摘藤花。
青芥除黄叶，
红姜带紫芽。
命师相伴食，
斋罢一瓯茶。

[唐] 王建

别屋炊香饭，
薰辛不入家。
温泉调葛面，
净手摘藤花。
蒲鲊除青叶，
芹齑带紫芽。
愿师常伴食，
消气有姜茶。

曹雪芹在《红楼梦》第三十八回中写有"持螯更喜桂阴凉，泼醋擂姜兴欲狂。饕餮王孙应有酒，横行公子竟无肠。脐间积冷馋忘忌，指上沾腥洗尚香。原为世人美口腹，坡仙曾笑一生忙"及"桂霭桐阴坐举觞，长安涎口盼重阳。眼前道路无经纬，皮里春秋空黑黄！酒未涤腥还用菊，性防积冷定须姜。于今落釜成何益？月浦空余禾黍香"。这两首虽然是作者借诗写螃蟹，以小寓大，伤时骂世，是以闲吟景物的外衣伪装起来的讽刺诗，但也生动描述了生姜的妙用。

认识姜 欣赏姜

千载食姜史

生姜是厨房中常见的一种食材，颜色鲜黄悦目，形状匀称赏心，味道辛香可口。很早以前，生姜就被中国人用于烹调饮食了。三千多年前，商朝的宰相伊尹曾经担任过商汤王的厨师，相传他也是中药汤剂的发明人。他在烹饪时就喜欢在食物中加入姜、桂等芳香类植物，以增加食物的美味。

中国古代伟大的思想家、教育家孔子就对姜有特别的爱好，基本每天都要吃点姜。《论语·乡党》中就有孔子"不撤姜食，不多食"的记载。明末清初的思想家王夫之认为生姜最疗人间病，给自己取号"姜斋"，可见其爱姜之深。

姜作为菜肴食用在中国历史悠远，如宋代《浦江吴氏中馈录》中的"糟姜方"："姜一斤，糟一斤，盐五两，拣社日前可糟，不要见水，不可损了姜皮，用干布擦去泥，晒半干后，糟、盐拌之入瓮。"淮扬传统凉拌菜"拌干丝"，即将大方豆腐切丝，姜切成比火柴棒还细的丝，用沸水浸烫3次，挤去水分，放入盘中，再撒在豆腐丝上，浇上调味汁即成，干丝绵软清淡，姜丝鲜嫩辣香。还有香辣可口的姜丝肉，取新姜与青红辣椒切丝后与瘦猪肉丝同炒，口味独具一格。

是调料，也是中药

姜是驱腥除膻不可缺少的调料，故谚语有"鱼不离姜，肉不离酱"之说。姜加工成块或片，多数用在炖、焖、煨、烧、煮、扒等烹调方法中，具有去除水产品、禽畜类腥膻气味的作用。

姜不仅是一种美味的食材，还是一种具有多种功效的中药，具有温中散寒、回阳通脉、温肺化饮的功效，可用于治疗脘腹冷痛、呕吐泄泻、肢冷脉微、寒饮喘咳，并且还能解除半夏等药物之不良反应及不洁的鱼蟹食物之毒，外用还能配合针灸治疗多种疾病。生姜作为药食两用的品种，广泛用于大众的日常烹饪调味及中药配伍防治疾病。在 2020 年版《中国药典》中，含有生姜的制剂共 63 个，如小建中片、小柴胡颗粒、葛根汤颗粒等。国家中医药管理局会同国家药品监督管理局制定的《古代经典名方目录（第一批）》中包含生姜的处方共 27 首。

姜含挥发性油脂、姜辣素等发挥作用，从而起到调和百味、开胃驱寒、增进食欲的作用，故姜有"植物味精"之美誉。

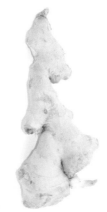

生姜

《东坡杂记》中记载：予昔监郡钱塘，游净慈寺，众中有僧号聪明王，年八十余，颜如渥丹，目光炯然。问其所能，盖诊脉知吉凶如智缘者。自言服生姜四十年，故不老。云姜能健脾温肾，活血益气。由此可见，姜还能延年益寿。现代药理学研究证明，姜有很强的抗氧化作用。

宋代洪迈的《夷坚志》记载：广西通判杨立之返回楚州，咽喉红肿生疮，溃破化脓。正遇到名医杨吉老。杨吉老知道杨立之喜食鹧鸪，当即令食生姜一斤，然后用药。杨立之不解，认为是火上加火，但又不能反对，食之，病情转轻而痊愈。问其故，杨吉老说：鹧鸪喜食半夏，通判喜食鹧鸪，半夏之毒转入喉，生姜解半夏之毒也。你毒已去，不必再用药了。这个故事充分体现了生姜解毒的功效。

八月嫩姜可丰收

　　姜是姜科姜属多年生草本植物，株高 0.5 ～ 1 米，根茎肥厚，多分枝，有芳香及辛辣味。国内分布于中国中部、东南部至西南部，国外分布于亚洲热带地区。姜原产于东南亚的热带地区，喜欢温暖、湿润的气候，喜欢肥沃疏松的壤土或沙壤土，耐寒和抗旱能力较弱，植株只能于无霜期生长。最适宜生长的温度是 25 ～ 28℃，温度低于 20℃则发芽缓慢，遇霜植株会凋谢，受霜冻根茎就完全失去发芽能力。

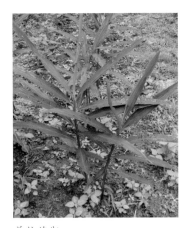

姜壮苗期

　　一般在 8 月中下旬就开始采收姜。此时的姜肉质鲜嫩，辣味较轻，含水量多，不耐贮藏，但味道比较鲜美，宜作为腌泡菜或糟辣椒调料。在 10 月中、下旬至 11 月，姜的地上植株开始枯黄，根茎充分膨大，此时采收量大，姜的辣味足且耐贮藏，作为调味或加工干姜片品质好。

采收

家园种姜怎么做

　　选择肥壮、芽头饱满、个头大小均匀、颜色鲜亮、无病虫、无腐烂、无损伤、未受冻的姜块做姜种贮藏。姜在播种前应先进行催芽。种前，先给泥土浇足水，保证姜种不会缺水影响生长。等水渗下去后，种入姜种，随即用细土覆盖4～5厘米厚。

　　姜不耐旱，根系又浅，应合理浇水，确保植株正常生长。夏季勤浇水，可降低地温，以早、晚浇水为好。立秋后，生姜进入旺盛生长期，需水量增多，应保证水分的充足供应。

　　采挖后，除去须根和泥沙，晒干、低温干燥，或趁鲜切片干燥。入药的话，生姜以少筋或无筋、辛辣气味强者为优；干姜以质坚实，外皮灰黄色，断面黄白或灰白色，粉性足，少筋，气味浓者为优。

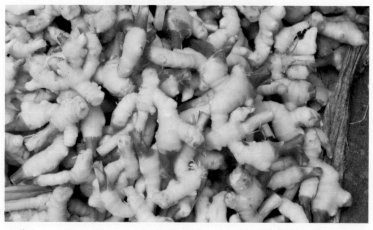

生姜

精油

生姜精油是生姜的主要活性成分之一，为浅黄色透明的挥发性液体。生姜精油中含有倍半萜烯和氧化倍半萜类等化合物，因此具有抗氧化、抗菌、活血化瘀等功能，广泛用于功能食品、化妆品、医药等领域。

生姜精油的用法有以下几种：

泡脚

在盛有温水的容器中滴入 3～4 滴生姜精油，双脚放入水中浸泡约 20 分钟，能够促进血液循环，祛除体内湿气，长期坚持可以改善虚寒体质。

洗头

调和在洗发露中，可去头风、止头痛。

加湿 / 雾化

可用基础油稀释按摩来消散瘀血，治疗创伤。

将生姜精油倒入加湿器或雾化设备，雾化后对空气进行辟秽、杀菌、消毒，吸入人体后有健脾、暖胃、祛寒的功效。

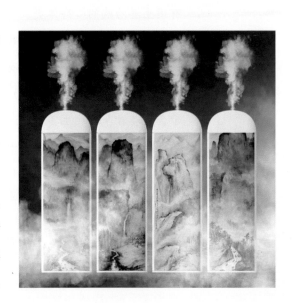

促眠

睡前取一大块鲜姜，洗净后切成细丝，将其放入不加盖的小盒中，然后放在枕边。躺下后，姜丝在枕边沁香扑鼻，渐渐会给人一种安逸感，绷紧的心绪会很快松弛下来，随之安然入睡。

功效美食

早在春秋战国时期，我国人民就开始用生姜入药治病了，历代医药学家的著作中都有用生姜治病的心得体会、单方验方。张仲景所著的《伤寒论》《金匮要略》书中，就有以生姜为君药的生姜泻心汤、千金生姜甘草汤、生姜半夏汤等，孙思邈所著的《备急千金要方》《千金翼方》，李时珍所著的《本草纲目》更是论述详细，列方较多了。

麦门冬粥

功效

养阴清胃热，止呕吐。

原料

鲜麦冬汁、鲜生地汁各50克，生姜10克，薏苡仁15克，大米80克。

制法

将薏苡仁、大米及生姜入锅，加水煮熟，再下麦冬汁、生地汁，调匀，煮成稀粥。

用法

空腹食用。

当归生姜羊肉汤

功效

益气补血，温中祛寒，调经止痛。

原料

当归 50 克，羊肉 500 克，生姜 60 克，黄酒 50 毫升，葱 30 克，盐适量。

制法

先将羊肉剔去筋膜，放入开水锅中略烫，除去血水后捞出，切片备用。当归洗净，用清水浸软，切片备用。生姜洗净，切片备用。当归、生姜、葱、羊肉一起放入砂锅中，加入清水、黄酒。旺火烧沸后撇去浮沫，再改用小火炖至羊肉熟烂，加入食盐等调味品。

用法

食肉，饮汤。

白术槟榔猪肚粥

功效

适用于骨质疏松症脾胃虚弱者。

原料

白术 30 克，槟榔 10 克，猪肚 30 克，糯米 100 克，生姜 100 克。

制法

将猪肚洗净，切成小块，与白术、槟榔、生姜同煮。待猪肚烂熟时，拣去药渣，加入大米煮粥。

用法

食猪肚，喝粥。

蜂蜜生姜萝卜饮

功效

清肺止咳，适用于肺热引起的咳嗽、咽喉干痛、声音嘶哑。

原料

新鲜白萝卜500克，生姜30克，蜂蜜30克。

制法

萝卜和生姜去皮后切碎块，一同放入榨汁机打碎，加入蜂蜜即可饮用。

用法

冲水饮用。

姜汁可乐饮

功效

祛风散寒，暖胃，可预防感冒。

原料

生姜5片，可乐300毫升。

制法

将生姜加入可乐煮，待煮开或接近煮开时马上停火。

用法

直接饮用。

食用禁忌

（1）腐烂的生姜或冻坏的生姜不可食用，其中含有黄樟素，可使肝细胞变性、坏死，从而诱发肝癌、食道癌等。

（2）姜是宣发阳气的，夜晚人体要收敛阳气、养阴，吃姜的话适得其反，影响睡眠，导致无法安睡。但寒湿重的人，晚上也可以吃点姜。

（3）秋季燥气伤肺，吃辛辣的生姜更容易伤害肺部。秋季吃姜要适量。

（4）姜性辛温，阴虚内热的人和上火的人不宜食用生姜。

（5）有伤口的患者不宜食姜，否则易影响伤口愈合。

（6）肝病患者不宜食用，否则易引起肝火。

旋覆代赭汤

出处

《伤寒论》。

处方组成

旋覆花、人参、生姜、代赭石、炙甘草、洗半夏、大枣。

功效主治

健脾和胃、降逆止呕。

现代应用

临床用于慢性萎缩性胃炎、胃食管反流病、功能性消化不良等的治疗。

吴茱萸汤

出处

《伤寒论》。

处方组成

吴茱萸、人参、生姜、大枣。

功效主治

温中补虚、降逆止呕。

现代应用

临床用于头痛、呕吐、眩晕等的治疗。

半夏泻心汤

出处

《伤寒论》。

处方组成

半夏、黄芩、干姜、人参、炙甘草、黄连、大枣。

功效主治

调和肝脾、寒热平调、消痞散结。

现代应用

临床用于消化不良、胃炎、消化性溃疡、失眠、糖尿病等的治疗。

真武汤

出处

《伤寒论》。

处方组成

茯苓、芍药、生姜、白术、附子。

功效主治

温阳利水。主治阳虚水泛证。症见畏寒肢厥、小便不利、心下悸动不宁、头目眩晕、身体筋肉瞤动、站立不稳，四肢沉重疼痛、浮肿、腰以下为甚，或腹痛、泄泻，或咳喘呕逆。

现代应用

临床用于心力衰竭、糖尿病肾病、肾病综合征等的治疗。

半夏厚朴汤

出处

《金匮要略》。

处方组成

半夏、厚朴、茯苓、生姜、干苏叶。

功效主治

行气散结。降逆化痰。主治梅核气。

现代应用

临床用于胃溃疡、梅核气等的治疗。

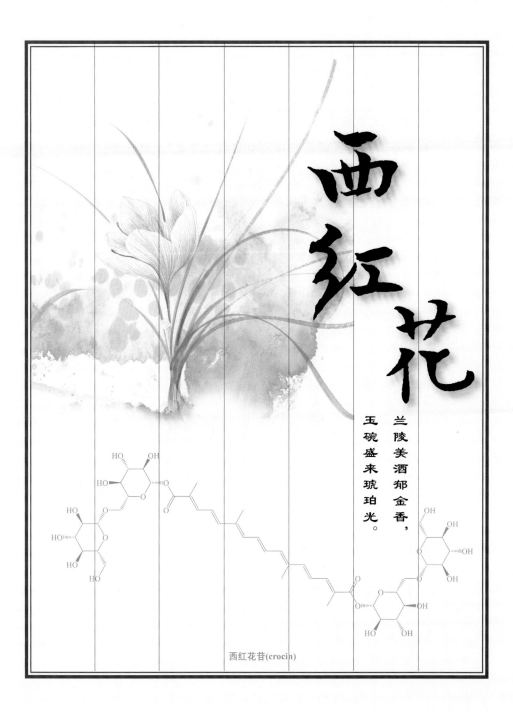

西红花

兰陵美酒郁金香，
玉碗盛来琥珀光。

西红花苷(crocin)

古诗文中提及西红花的很少，翻阅古代典籍，你会发现"郁金香"是由丝绸之路传入中国的"奇花"。据记载，"郁金香出自罽宾国（古国名，在今中亚地区）""九月花开，状如芙蓉，其色紫碧，香闻数十步"。经植物学家探究，"郁金香"很可能就是现在的西红花。唐朝大诗人李白曾作诗提及西红花。

客中作

［唐］李白

兰陵美酒郁金香，
玉碗盛来琥珀光。
但使主人能醉客，
不知何处是他乡。

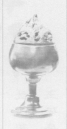

这首诗表达了诗仙对"郁金香"，即西红花的赞美之情。在兰陵美酒中加入几朵西红花，用白玉似的瓷碗盛上一碗，可以看到那令人心动的如琥珀一般的颜色，甚是美哉。拿它来招待客人，使主人和宾客皆不知不觉喝醉，浑然不知自己来自哪里，将要去往何处。西红花香味浓烈，在唐盛行，弥足珍贵，但当时尚未载入本草著作，未阐述药性，只作为香料，或酿造美酒之用。

遥行千里的良药

西红花又名番红花、藏红花，为鸢尾科植物番红花属多年生无茎草本植物。西红花的原产地为欧洲南部、地中海沿岸，历史上是经过印度从西藏进入中国内地。在拉萨，有很多药材市场上都出售西红花，有些游客把它当作特产带回了家。但其实，西红花不是在西藏产的，西藏只是历史商贸中的必经之地。古时西红花从地中海，经波斯等国，翻越喜马拉雅山来到内陆。因此，西红花才有了"藏红花"的名号。

西红花是《中国药典》赋予的药用正名，而番红花这个名称说明它是外来品种。李时珍首开先例把番红花收录在本草书中，《本草纲目》记载番红花的内容不多，不过两三百字。可别小瞧这点文字，就是这些记载引起了后人的关注和进一步的研究。

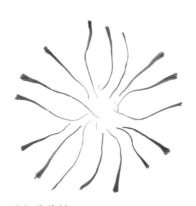

西红花药材

西红花最初被用于园艺和观赏，花瓣多为蓝色、紫色或白色，大家常见到的中药材西红花实际上只是它的花柱头。干燥后的西红花价格昂贵，甚至超过黄金，主要是由于采收的人工成本高。将近1000根花蕊干燥加工后才能得到10克的西红花产品。西红花兼具药用价值和养生价值，用途十分广泛。

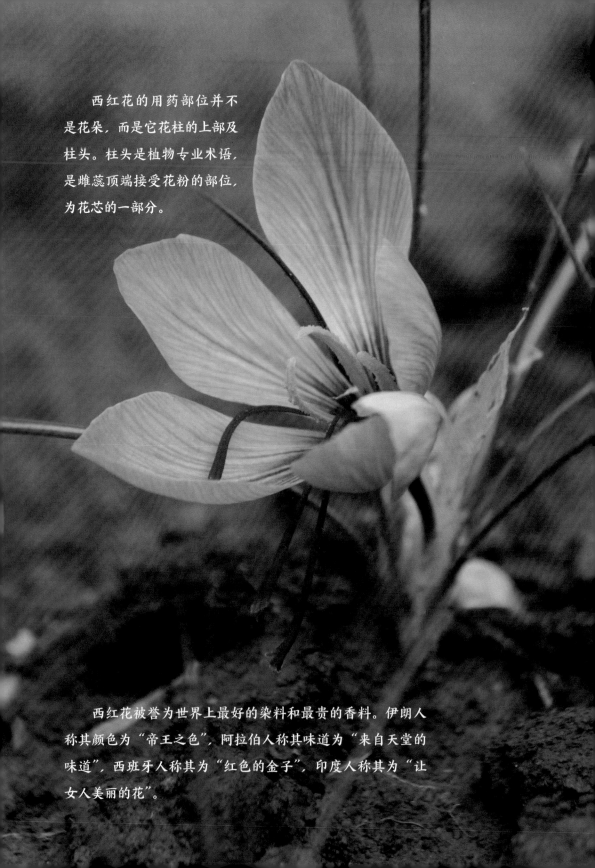

西红花的用药部位并不
是花朵，而是它花柱的上部及
柱头。柱头是植物专业术语，
是雌蕊顶端接受花粉的部位，
为花芯的一部分。

西红花被誉为世界上最好的染料和最贵的香料。伊朗人
称其颜色为"帝王之色"，阿拉伯人称其味道为"来自天堂的
味道"，西班牙人称其为"红色的金子"，印度人称其为"让
女人美丽的花"。

中医学认为，它具有活血化瘀、散郁开结的功效，可以治疗忧思郁结、胸膈痞闷、吐血、妇女经闭、产后瘀血腹痛等病症。常用量为1~3克，孕妇慎用。

《饮膳正要》中记载西红花"主心忧郁积，气闷不散，久食令人心喜"。《本草品汇精要》言："主散郁调血，宽胸膈，开胃进饮食，久服滋下元，悦颜色。"可见西红花不仅是活血化瘀的良药，还可疏肝解郁。女性食用能够美容养颜、延缓衰老。据说武则天服用的养颜第一方中就有西红花。西红花不仅可以入药，还可以做成美味的膳食、饮品供人们享用。

西红花与红花大有不同

西红花、红花虽然只有一字之差，功能上也有相似的地方，但其实两种花从外形到功效等方面都有很大的不同。很多人将西红花和红花混为一谈，那么这两种花究竟有哪些不同呢？

（1）来源不同：西红花源于鸢尾科植物，而红花来源于菊科植物，亲缘关系很远，它们本不是"一家人"。

（2）入药部位不同：西红花的入药部位是花柱头，红花则是整个花朵入药。尽管西红花的柱头顶端有三个线形的分支，看上去好像是三个，但基部是连在一起的，因此一朵西红花只有一个柱头，为红色喇叭状，上部较宽且扁平。红花为不带子房的干燥管状花入药，呈橙红色，花管狭细，先端

5裂，裂片狭线形，花药黄色，联合成管，高出裂片之外，其中央有柱头露出。

（3）药性不同：西红花属于寒性，而红花属于温性。

（4）气味不同：西红花闻起来有一股特殊的浓郁香气，味道偏甜；而红花闻上去就是一种花草的淡香，味道偏苦。

（5）功效不同：红花有活血化瘀的作用，西红花有养血、活血、补血、行血、理血等功能。除此之外，西红花还有解郁安神和美容养颜的功效。

香草DIY ｜ 快速区分西红花与红花

如果从外观上无法区分西红花与红花，那就做个小试验来区分。分别取西红花或红花3～5根，放入水中观察它们的变化。真正的西红花会很快在水面染出一条橙黄色的线状带，垂直向下，水渐渐变成黄色，且水中没有沉淀物；红花会弥漫式地把水染成金黄色。如果水被染成红色了，那说明加了人工色素，是伪品。

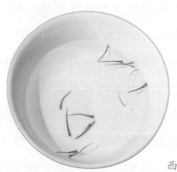

西红花泡水后，水染成黄色

多种因素影响产区栽培

西红花是一种多年生草本植物，原产于地中海地区，属于亚热带气候物种。因其是一类三倍体不育的单子叶植物，所以无法确认是否存在野外生长的品种，目前都是人工选育栽培的品种。

西红花喜温暖凉爽的气候，耐半阴，喜光线，怕酷热，较耐寒，冬季温度高于零下10℃即可安全越冬；喜排水畅通、疏松肥沃、腐殖质丰富的沙质土壤；生长适温为15～25℃，夏季休眠；深秋开花，花期为10～11月，至第2年的4～5月地上部分枯萎，整个生育期约为210天。

我国西红花的核心产区集中在北至黄河流域、南至长江流域的广大地区，主要集中在北纬30°～35°区域带，这也与国外西红花主产区（伊朗、地中海地区等）处于同一纬度带。纬度和海拔对温度影响最大，海拔越高温度越低，而温度是西红花生长和开花的主要因素，温度降低，开花易提前；持续高温则易导致花朵萎蔫。

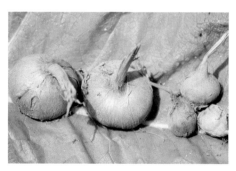

西红花球茎、种球

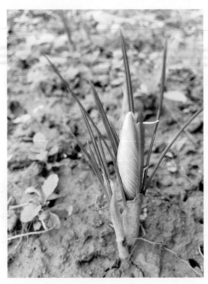

含苞待放的西红花

目前，西红花的栽培包括露地栽培、两段式栽培2种方式。

（1）露地栽培：主要应用于夏季雨水较少的地区，如伊朗、阿富汗、西班牙、意大利、荷兰等。露地栽培主要特点为西红花栽培后的第2～4年，整个生长季都在露地完成，只在第5～6年需要分苗时，才在5月上旬收获种球。

地栽

（2）两段式栽培：包括露地栽培和室内栽培2个阶段，该方式主要应用于日本及我国。露地阶段一般从11月中下旬至翌年5月中旬，包括西红花的花器官形成、开花、种球繁育等时期；室内栽培阶段一般从5月中下旬开始至11月中旬花期结束，由球茎休眠、同化叶分化、花芽分化、花器官形成及开花等时期组成。

室内栽培

品质研究分等级

中药材传统的质量评价多以药材大小、粗细、质量、外观、产地等指标，来区分药材商品规格的等级标准，而对于西红花来说，单靠产地和外观来评价西红花的品质不够客观。2018年，中国中药协会发布了《西红花质量等级》团体标准，该标准是中国中药领域的"第一个以质量等级区分药材饮片商品规格"的标准，在《中国药典》的基础上，增加西红花特征性成分苦番红花素作为质量指标，并以西红花苷Ⅰ及西红花苷Ⅱ的含量之和作为等级标准的划分依据。

采收加工方式也是影响西红花品质的因素，干燥方式对样品的色度、西红花苷的含量和香味、藏红花醛的含量影响较大。那么，优化采收加工方式就是保证西红花品质的最后关键，就必须把控好采收时间、冷藏时间和干燥温度。经过不断实践，得出西红花开花当天的白天采收（西红花的花朵日开夜闭），冷藏时间不超过24小时，干燥温度为90℃的采收加工一体化工艺，不仅能保证品质，还能适当延长采收加工周期，有效降低人力成本，提高经济效益。

护肤妙用

滋润肌肤

　　肌肤干燥者在洗脸水中加入 2～3 根藏红花，洗脸过程中沾湿全部面部再微微拍打，按摩面部几分钟，长期坚持可使肌肤变得光洁、细嫩。

去皱

　　将苹果煮沸，捣碎，加入藏红花、蜂蜜与乳脂，搅拌均匀，制成润肤面膜膏，睡前用干的软刷子刷在面部，慢慢按摩，约 30 分钟自然风干后，用清水洗去，每周 2 次。有使肤洁如玉之效。

收缩毛孔

　　将一杯酸奶和一杯蜂蜜混合在一起，再加入一些藏红花粉，然后均匀地涂抹在脸上，15 分钟后用清水洗净，可以起到很明显的收缩毛孔的功效。

功效美食

黄芪西红花茶

功效

补气固表，活血祛瘀。适用于血虚气虚、容易感冒的人群。

原料

黄芪 10 克，西红花 10 根。

制法

取西红花 5～10 根，用沸水冲泡后饮用。

用法

续水 3～5 次后连同西红花一起服下。

西红花酒

功效

补肾生精，健脾益气，养血活络。主治肾虚血亏、头晕腰疼、食少神疲、失眠、女子月经不调等。

原料

熟地 500 克，当归 250 克，西红花 25 克，枸杞子 250 克，佛手 25 克，桂圆肉 250 克，松仁 250 克，茯神 100 克，陈皮 500 克，白酒 5 000 毫升。

制法

以上九味药物加入白酒，搅匀，浸泡 1 个月。

应用

每日 2 次，每次 50 毫升，饭后饮用。

注意事项

孕期、经期、出血性患者慎用。

西红花蛋羹

功效

利气行血，散瘀止痛，用于妇女带下、痛经等。

原料

鸡蛋1个，西红花1克。

制法

鸡蛋打碎，加入西红花，稍加半碗水搅匀，隔水蒸。

应用

蒸成蛋羹食用。

西红花炒饭

功效

活血化瘀，养颜美容。

原料

西红花0.5克，虾仁50克，洋葱25克，青豆30克，葡萄干10克，鹰嘴豆15克，米饭200克，蚝油、葡萄籽油适量。

制法

虾仁洗净，加料酒或柠檬汁和少量盐腌制去腥；洋葱洗净切碎；葡萄干加入适量水浸泡备用。平底锅加热后，倒入葡萄籽油，再将洋葱丁和青豆倒入锅中，炒出香味后加入虾仁，翻炒至虾仁微变色时，加入西红花，翻炒10秒，加入熟米饭，待米饭炒至热透后再加入鹰嘴豆、葡萄干，翻炒均匀，根据个人口味加入适量蚝油调味，即可出锅食用。

应用

午餐或晚餐食用。

定坤丹

出处

《中国药典》2020版一部。

处方组成

人参、鹿茸、西红花、鸡血藤、三七、白芍、熟地黄、当归、白术、枸杞子、黄芩、香附、茺蔚子、川芎、鹿角霜、阿胶、延胡索等药。

功效主治

滋补气血，调经舒郁。用于气血两虚、气滞血瘀所致的月经不调、行经腹痛、崩漏下血、赤白带下、血晕血脱、产后诸虚、骨蒸潮热。

现代应用

治疗不孕不育症、月经不调、痛经、围绝经期综合征、子宫内膜异位症、性功能障碍、黄褐斑、慢性盆腔炎、前列腺疾病。

注意事项

本处方理气化瘀之力较强，且有比较多的温补药，适用于气滞血瘀、寒凝血瘀或是虚寒导致的月经不调、行经腹痛等，另外需要注意的是定坤丹偏于温补，不适合体质偏于阴虚的女性。忌生冷油腻及刺激性食物，伤风感冒时停服。有高血压、心脏病、肝病、糖尿病、肾病等慢性病者，青春期少女及围绝经期妇女应在医师指导下服用。平素月经正常，突然出现月经过少，或经期错后，或阴道不规则出血者应去医院就诊。服药1个月后症状无缓解，应去医院就诊。对本品过敏者禁用，过敏体质者慎用。如正在使用其他药品，使用本品前请咨询医师或药师。

安坤赞育丸

出处

《北京市中药成方选集》。

处方组成

醋制香附、鹿茸、阿胶、紫河车、白芍、当归、牛膝、西红花、柴胡、木香、紫苏叶、熟地黄、丹参等药。

功效主治

补气养血，调经止带。用于气血两亏、肝肾不足、形瘦虚羸、神倦体疲、面黄浮肿、心悸失眠、腰酸腿软、午后低热、骨蒸潮热、月经不调、崩漏带下、产后虚弱、瘀血腹痛、大便溏泻。

现代应用

治疗女子月经不调、不孕症；男子性功能障碍、前列腺增生；垂体、肾上腺皮质功能不全等病。

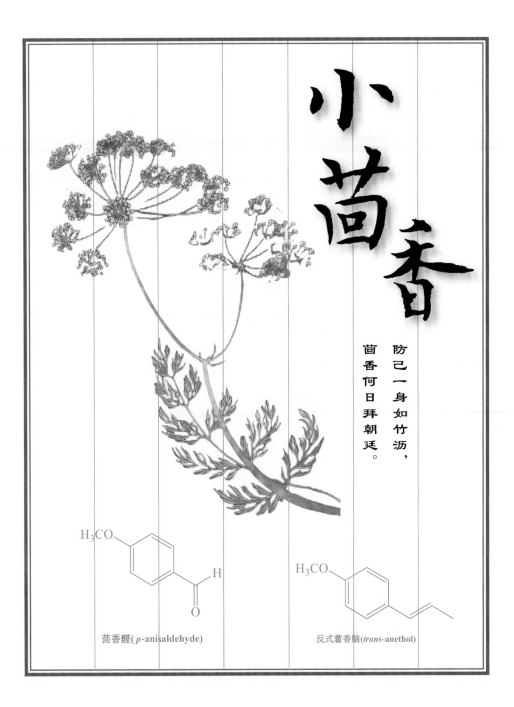

小茴香

防己一身如竹沥，
茴香何日拜朝廷。

茴香醛(*p*-anisaldehyde)

反式茴香脑(*trans*-anethol)

古代文人甚爱作诗，其中有一种叫药名诗，即以药名入诗，字则正用，意须假借，运用得当，贴切合理，可叙事抒情，别有一番情趣。宋代诗人陈亚在词中写道：

生查子·闺情

[宋] 陈 亚

相思意已深，
白纸书难足，
字字苦参商，
故要檀郎读。

分明记得约当归，
远至樱桃熟。
何事菊花地，
犹来回乡曲。

词中每句都写到中药。第一句"意已"谐音薏苡；第二句"白纸"谐音白芷；第四句"郎读"谐音狼毒，而檀郎指夫君或美男子。第三、五、七句都明确写出了药名，分别为苦参、当归、远志、菊花。末句中的"回乡"也是用的谐音，就是本篇要讲的主角"茴香"。

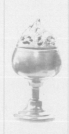

茴香，谐音回乡，可表达作者思乡、归乡之情，是药名诗中的常客。如吴承恩在《西游记》第三十六回中的诗：

自从益智登山盟，
王不留行送出城。
路上相逢三棱子，
途中催趱马兜铃。
寻坡转涧求荆芥，
迈岭登山拜茯苓。
防己一身如竹沥，
茴香何日拜朝廷？

又如明代文学家、戏曲家冯梦龙收集的民歌《桂枝儿》："红娘子，叹一声，受尽了槟郎的气。你有远志，做了随风子，不想当归是何时？续断再得甜如蜜，金银花都费尽了，相思病没药医。待他有日的茴香也，我就把玄胡索儿缚住了你。"

小茴香壮苗期

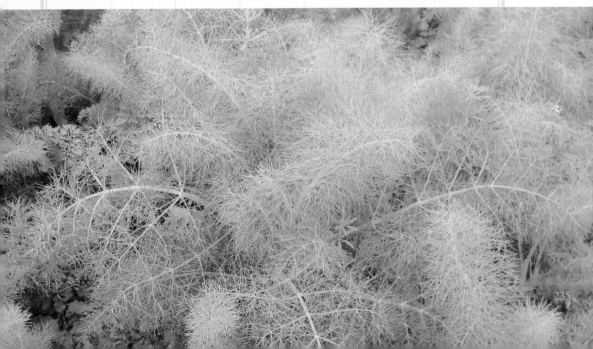

日常调味可除臭

茴香是一种日常调味品，因具有消除食物异味，并使之恢复香味的特性而得名。唐代医学家孙思邈说："煮臭肉，下少许（茴香）即无臭气，臭酱入（茴香）末亦香，故日回香。"因为茴香是植物，"回"字加上草字头，即成为"茴香"。在古代，茴香还有蘹香之名。民间俚俗有把茴香藏于衣襟之内的怀（懷）里，随时将它放入口中咀嚼来消除口臭，所以称它为怀（懷）香。"懷"字加上草字头就成"蘹香"了。

茴香又有大、小之分，两者分属不同科属的植物。但两者气味、功效比较类似，临床用途也基本相同。小茴香原产于地中海地区，早在公元前1550年的古埃及就有对小茴香的记载，后在魏晋南北朝时期，小茴香经由丝绸之路传入中国，现在我国各省区都有栽培。

李时珍在《本草纲目》中将两者记在同一条目中："今交、广诸地及近郡皆有之，入药多用番舶来者，或云不及近处者有力。三月生叶似老胡荽，极疏细……头如伞盖，黄色。结实如麦而小，青色。北人呼为土茴香……今近道人家园圃种之甚多。川人多煮食其茎叶。时珍曰：茴香宿根，深冬生苗作丛，肥茎丝叶……俗呼为大茴香，今惟以宁夏出者第一……自番舶来者，实大如柏实，裂成八瓣，一瓣一核，大如豆，黄褐色，有仁，味更甜，俗呼舶茴香，又日八角茴香，形色与中国茴香迥别，但气味同尔……北人得之，咀嚼荐酒。"文中原植物描述应指的是小茴香，"番舶来者"指的就是大茴香，也就是八角茴香。古人习惯把远涉重洋而来的物品称为"舶来品"，故大茴香俗称舶茴香。八角茴香具有温阳散寒，理气止痛的功效，可用于寒疝腹痛、肾虚腰痛、胃寒呕吐、脘腹冷痛等症治疗。

八角茴香的果皮、种子、叶都含芳香油，是制造化妆品、甜香酒、啤酒和食品工业的重要原料。八角茴香也是一味著名的调味料，语文课本中鲁迅先生笔下的孔乙己——那个喜欢在咸亨酒店吃酒的穷秀才，一边吃着茴香豆一边给小孩子讲茴字的四种写法。孔乙己吃的茴香豆就是用八角茴香煮的蚕豆。

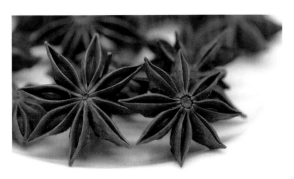

八角茴香药材

《中国药典》还收载了盐小茴香，具有暖肾散寒止痛的功效，用于寒疝腹痛、睾丸偏坠、经寒腹痛。整理总结历代医药古籍中有关小茴香的记载，发现历史上小茴香炮制方法较为丰富，有净制、炒黄、盐炒、酒炒、麸炒、黑牵牛炒、斑蝥炒、巴豆炒、焙、隔纸焙等23种之多。小茴香酒炙后能增强散寒止痛，活血通络的作用。

大、小茴香，如何鉴别

　　八角茴香为木兰科八角属乔木，高 10～15 米；树冠塔形，椭圆形或圆锥形；树皮深灰色；枝密集。主产于广西西部和南部，云南、福建、江西也有种植。入药部位为干燥成熟果实，为聚合果，多由 8 个蓇葖果组成，放射状排列于中轴上。气芳香，味辛、甜。

　　八角茴香有个近缘品种莽草，有毒性，民间常用于毒鱼、毒老鼠，早在《山海经》就有记载，为有毒植物。《神农本草经》卷三，木部（下品），位于郁李仁及桐叶之间记载有"莽草味辛温。主风头痛肿……杀虫鱼。生山谷"。因为莽草和八角茴香的果实长得非常像，莽草的果实常常被混入八角茴香中乱用，使人误食中毒的情况时有发生。八角茴香一般为 8 个角，而莽草的果实一般多于 9 瓣，也有 11～13 个角的，取一点点尝有麻舌感。购买的时候要认真数一数有多少个角，超过 8 个角的就一定要小心了。

小茴香花期

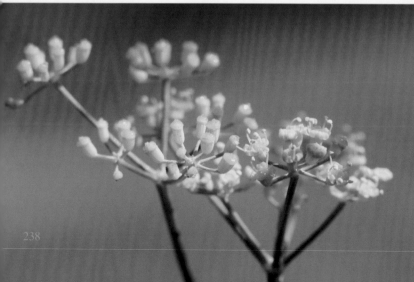

复伞形花序顶生与侧生，小伞形花序花柄纤细。花瓣黄色，倒卵形或近倒卵圆形。果实长圆形。花期 5～6 月，果期 7～9 月。

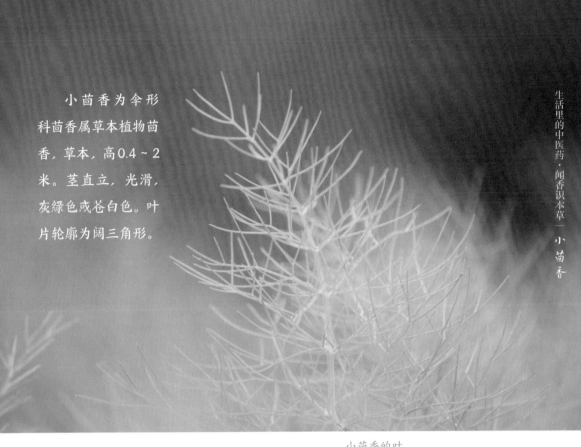

小茴香为伞形科茴香属草本植物茴香，草本，高0.4~2米。茎直立，光滑，灰绿色或苍白色。叶片轮廓为阔三角形。

小茴香的叶

　　小茴香的入药部位为干燥成熟果实，为双悬果，呈圆柱形，有的稍弯曲，长4~8毫米，直径1.5~2.5毫米。表面为黄绿色或淡黄色，两端略尖，顶端残留有黄棕色突起的柱基，基部有时有细小的果梗。分果呈长椭圆形，背面有纵棱5条，接合面平坦而较宽。横切面略呈五边形，背面的四边约等长。有特异香气，味微甜、辛。市场上偶尔会以伞形科植物莳萝的果实来冒充小茴香使用，莳萝子的外形和小茴香相似，但较小且圆，为广椭圆形，扁平，长3~4毫米，直径2~3毫米，厚约1毫米，背棱稍突起，侧棱延展成翅。

与小茴香相似的还有孜然，为伞形科孜然芹属一年生或二年生草本植物，全株（除果实外）光滑无毛，花瓣粉红或白色。原产于埃及、埃塞俄比亚。我国新疆有栽培。苏联、地中海地区、伊朗、印度及北美也有栽培。果实研末，用作食品中的调料，尤其适宜肉类烹调，如烤羊肉串中孜然粉的使用十分普遍。果实也可入药，治消化不良和胃寒腹痛。

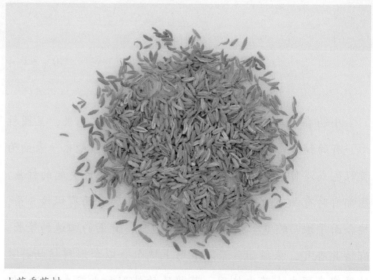

小茴香药材

香草传说 │ 止痛奇物小茴香

小茴香味辛，性温。归肝、肾、脾、胃经，具有散寒止痛、理气和胃的功效，用于寒疝腹痛、睾丸偏坠、痛经、少腹冷痛、脘腹胀痛、食少吐泻。有一首治疗寒疝腹痛的名方暖肝煎就用到了小茴香。相传，清朝末年，俄罗斯富商米哈伊洛夫乘船游览杭州西湖，正当他尽情欣赏秀丽风光之时，突然疝气发作，痛得他捧腹大叫。这时，随行的俄罗斯医生束手无策，幸好船夫向他推荐了一位老中医。老中医用中药小茴香一两，研成粗末，让米哈伊洛夫用二两绍兴黄酒送服，大约过了20分钟，他的疝痛竟奇迹般地减轻，并很快消失了。得知自己的疼痛是被小茴香治好的，米哈伊洛夫大呼神奇，此事一时也被传为佳话。

生活中的本草—

两季种植大丰收

小茴香的适应性强，对自然环境的要求不严，喜温，耐寒，稍耐高温，我国南北各地都栽培，喜土层深厚、疏松肥沃、排水良好的土地。土质过黏以及低洼积水之地，不宜栽培。

小茴香可以在两季种植，一般在 2~5 月或 7~9 月播种，能有效提高出苗率。一般平畦播种，播种后覆土，用铁耙子耙平，利于出苗。小茴香播种后大概三四天就能出苗了，出苗后到采收前追肥 1~2 次，长到 10 厘米左右时可以追施一次肥水，既能够提供充足的养分，又不至于让植株长得太快，

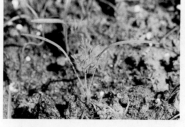

小茴香幼苗

影响品质和产量，日常管理中浇水不要太多，浇过一次水之后，等到土面发白，表层土壤干了，再浇第二次水，不能等盆土全部干了才浇水，每次浇水时都要浇透。

小茴香入菜的话，最佳收割高度在 20 厘米左右。收割后的 2~3 天及时浇水施肥，可以促进小茴香的二次生长。

果实的话，茴香属无限花序，花期较长，籽粒成熟不一致，应采取分次采收，即一级分枝花序成熟时先剪收 1 次，二级花序成熟后全面收获，一般在 9 月下旬收割。秋季果实初熟时采割植株，晒干，打下果实，除去杂质即可。日常应密封、阴凉、避光保存。

播种

肥水

收割

香囊

居家养生新体验

行气止痛方

原料

川芎、香附、木香、丁香、麝香、沉香、檀香、降香、青皮、荜茇、花椒、小茴香、陈皮。

制法

将上述原料混合打成细粉，或取上述原料细粉均匀混合，袋装挂于室内。

功效

宁心益智，提神醒脑。

调节脾胃方

原料

小茴香。

制法

脾胃虚寒者将小茴香装袋置于肚脐处，长期佩戴有温中散寒的作用。或将小茴香炒至温热，装入布袋，温熨上腹部或下腹部。

功效

能改善胃肠道血液循环，促进胃肠道蠕动，有助于排除胃肠道积气，缓解胃痛和腹痛。

243

精油

小茴香的挥发油是小茴香的主要活性成分和香气的来源。小茴香油无色或淡黄色，味甜香、略苦焦转甜，主要成分为茴香醚、茴香醛和小茴香酮等。小茴香油的用途广泛，可用于牙膏、牙粉、肥皂、香水、化妆品等产品的制作。茴香精油具有良好的防腐作用，可用于腌渍食品。北非及地中海沿岸的希腊等国的酒吧中流行一种茴香酒，含有茴香精油，香味浓郁独特，喝时加入水或冰块，1秒之内透明的酒液便浑浊起来，变成乳白色的悬浊酒。用小茴香制成的花草茶有温肾散寒、和胃理气的作用，对于饮食过量引起的腹胀以及女性痛经也有一定效果。

增香调味

小茴香的叶与果实都具有特异香气，将嫩叶洗净后，用盐、味精、香油等调味品拌匀，芳香扑鼻，可促进食欲。北方多用小茴香嫩叶做包子或饺子馅料，小茴香对肠胃有保护作用，食用茴香馅做的包子或饺子不用担心引起肠胃不适。据检测，小茴香中含有丰富的氨基酸及32种与人体的健康和生命密切相关的矿物元素，具有较高的营养价值，其中微量元素铁、锌、锰、钡可能与小茴香的抗癌作用有关。

　　小茴香果实多作香料，用于酒类和糖果之中，或加入鱼、肉、酱中，有去腥增香的作用，并能增进食欲；研磨为粉末可用于制作五香粉，我们常吃的五香瓜子就是用五香粉调味的。在印度及其周边国家还用于咖喱粉的制作。

　　中医认为小茴香性温，若胃、肾多火，得热即胀，以及精滑梦遗者，使用时应谨慎；阴虚火旺者禁服；若小肠、膀胱及胃腑之证属于热者，用小茴香可能会加重病情；癫痫患者或处于怀孕早期禁止食用小茴香；儿童慎用。

功效美食

仙茅炖猪肾

功效

温补肾阳，培补元气。适用于腰膝酸软作痛。

原料

仙茅 15 克，核桃肉 50 克，小茴香 20 克，猪腰 1 对，葱、姜、盐、酒各适量。

制法

将仙茅、小茴香用纱布包好，与其余各味共放砂锅内，加水适量，用文火炖煮。

用法

食猪腰，饮汤。

茴香猪心汤

功效

治胃气胀。

原料

猪心1个，小茴香15克。

制法

将猪心洗净剖开，把小茴香放入猪心内，用麻绳或棉线捆紧，放入碗内，置锅中蒸熟后食用，不放盐。

用法

分1次或2次吃完，汤一同喝下。不可隔夜食用，小茴香不能吃。

小茴香粥

功效

行气止痛，健脾开胃。适于阴寒酸痛、寒疝疼痛、睾丸肿胀偏坠，以及脘腹冷痛、呕吐食少、慢性胃炎等症。

原料

炒小茴香20克，粳米100克。

制法

小茴香放入纱布袋内，加水先煮30分钟，过滤取汁待用。将大米淘洗干净，放入砂锅，加适量水，用中火煨煮成稠粥。粥将成时，缓缓调入小茴香汁，拌匀，再煨煮至沸即成。可适量加入白糖调味。

用法

温服，每日1剂。

茴香汤

功效

温肾散寒，理气止痛。凡属寒气下流而引起的疝气、小腹胀痛等症，可常饮此汤。

原料

炒小茴香 500 克，川楝子 250 克，陈皮 250 克，炒甘草 120 克，炒盐适量。

制法

将五物合研成细末，用滚开水冲调约 5 克。

用法

每日晨起空腹食用。

容颜不老方

功效

芳香理气，温肾助阳，营养肌肤，使面容色泽红润。

原料

生姜 250 克，大枣 250 克，小茴香 100 克，玫瑰花 20 克，甘草 20 克。

制法

将上述药食洗净晾干，大枣去核，共捣成粗末，和匀备用。

用法

每日早、晚各 5 克，用温水送服。

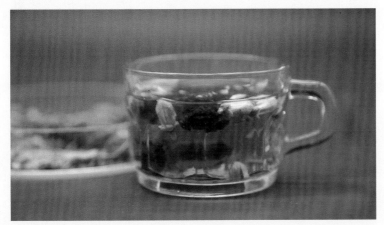

小茴香花草茶

暖肝煎

出处

《景岳全书》。

处方组成

当归、枸杞子、茯苓、小茴香、肉桂、乌药、沉香（或木香）。

功效主治

温补肝肾，行气止痛。用于肝肾不足，寒滞肝脉证。症见睾丸冷痛，或小腹疼痛、疝气痛、畏寒喜暖。

现代应用

临床用于肝寒气滞引起的疝气、痛经等症。

千金止带丸（水丸）

出处

《中国药典》2020年版。

处方组成

党参、炒白术、当归、白芍、川芎、醋香附、木香、砂仁、盐炒小茴香、醋延胡索、盐杜仲、续断、盐补骨脂、鸡冠花、青黛、炒椿皮、煅牡蛎。

功效主治

健脾补肾，调经止带。用于脾肾两虚所致的月经不调、带下病，症见月经先后不定期、量多或淋漓不净、色淡无块，或带下量多、色白清稀、神疲乏力、腰膝酸软。

现代应用

临床用于治疗女性生殖系统慢性炎症。

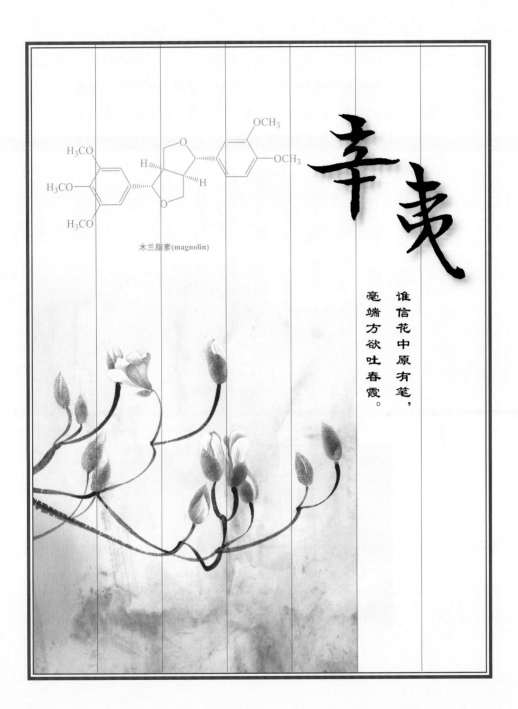

木兰脂素(magnolin)

辛夷

谁信花中原有笔，
毫端方欲吐春霞。

中国古人对辛夷花的关注，起初正是因为它的花苞像毛笔头，绽开的花朵形色美观并有淡雅芳香，因此历代文人对辛夷花多是从观赏角度写作诗词赞咏。

九歌·湘夫人（片段）

[先秦] 屈原

筑室兮水中，葺之兮荷盖。

荪壁兮紫壇，播芳椒兮成堂。

桂栋兮兰橑，辛夷楣兮药房。

罔薜荔兮为帷，擗蕙櫋兮既张。

白玉兮为镇，疏石兰兮为芳。

芷葺兮荷屋，缭之兮杜衡。

合百草兮实庭，建芳馨兮庑门。

九嶷缤兮并迎，灵之来兮如云。

……

《九歌》乃屈原十一篇作品的总称，《湘夫人》是组诗十一首之一。

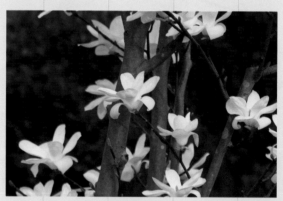

白玉兰是药用辛夷的植物品种之一

250

诗歌的大致意思是：我要把房屋啊建筑在水中央，还要把荷叶啊盖在屋顶上；用荪草装点墙壁啊紫贝铺砌庭坛。四壁撒满香椒啊，用来装饰厅堂；桂木作栋梁啊木兰为桁橑，辛夷装门楣啊白芷饰卧房；编织薜荔啊做成帷幕，析开蕙草做的幔帐也已克张；用白玉啊做成镇席，各处陈设石兰啊一片芳香；在荷屋上覆盖芷草，用杜衡缠绕四方；汇集各种花草啊布满庭院，建造芬芳馥郁的门廊。这一段描绘出令人目不暇接、眼花缭乱的神奇世界：建在水中央的庭堂都用奇花异草香木构筑修饰，其色彩之缤纷、香味之浓烈，堪称无与伦比。

诗里一口气罗列了荷、荪、椒、桂、木兰、辛夷、药、薜荔、蕙、石兰、芷、杜衡等十多种植物，来极力表现相会处的华美艳丽，目的在于以流光溢彩的外部环境来烘托和反映充溢于人物内心的欢乐和幸福。

辛　夷

[唐] 张　新

梦中曾见笔生花，
锦字还将气象夸。
谁信花中原有笔，
毫端方欲吐春霞。

在唐代，辛夷又叫木笔花或迎春花。称之为木笔花是因为其树干、枝条是光秃秃的，只有木枝的末端有一个含苞的、近似椭圆形花骨朵，看上去就像一支毛笔一样。由于其开花较早，故又名为迎春花，笔之端正欲吐出绚丽多彩的春日霞光。

题灵隐寺红辛夷花，
戏酬光上人

[唐] 白居易

紫粉笔含尖火焰，
红胭脂染小莲花。
芳情乡思知多少，
恼得山僧悔出家。

　　光上人是唐朝著名诗人白居易的好友，他的身份是灵隐寺住持，善画墨梅，工于诗。本诗大致的含义是：辛夷花那紫色的花苞似毛笔的笔头，像是火焰在树梢点燃。花开则像是胭脂色的莲花绽放在空中。这美丽的辛夷花能勾起你多少美好的情怀和思乡之情呢？你是不是感到很懊恼，后悔当初为什么要出家当和尚呢？这首诗诙谐幽默、惟妙惟肖地道出了辛夷花的迷人。

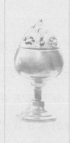

成语妙笔生花就是形容文采斐然，
犹如春霞般绚丽的好文章出世。成语中
的"花"就是指辛夷花，先于叶开花，
在含苞待放时恰似蘸着紫红颜料的毛
笔，尖直挺秀，犹如笔形。

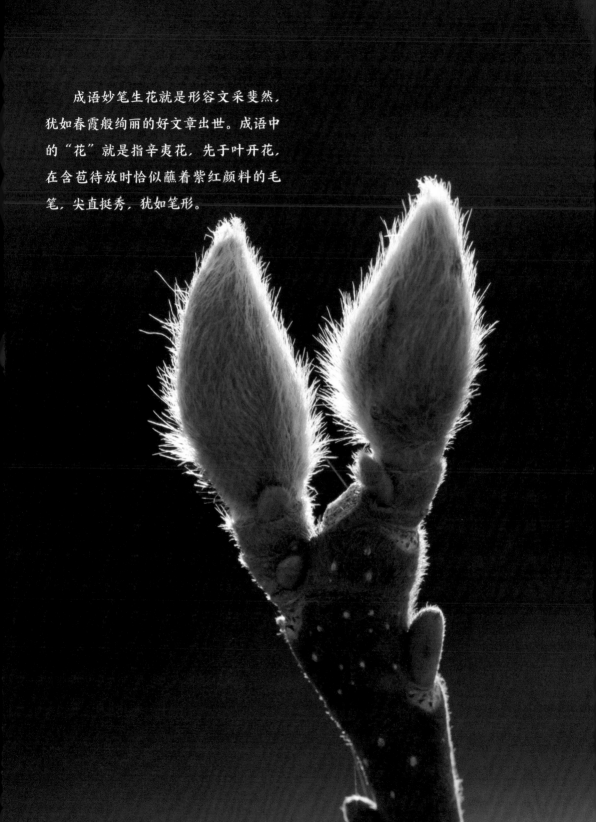

认识辛夷 欣赏辛夷

辛香之花，鼻家圣药

许多鼻炎患者都熟悉辛夷这味中药，因为在治疗各种鼻炎的方药中，大多有它的身影。辛夷是木兰科植物望春花、白玉兰或武当玉兰的花蕾。1972 年湖南长沙马王堆一号汉墓出土的文物中有九种中药，这是迄今发现的年代最久远的药材实物，也是中国现存最早的药材标本之一，辛夷便位列其中。

晋代医家陶弘景说辛夷花"气味辛香"；明代医药学家李时珍说："夷者荑也。其苞初生如荑而味辛也。"辛夷又被称为"鼻家圣药"，性温、味辛，无毒，入肺、胆二经。止脑内风疼、面肿引齿痛、目眩，除身体寒热，通鼻塞，止鼻渊清涕，生须发。此物通窍，而上走于脑，舍鼻塞、鼻渊之症，无他用。中医认为，辛散之物多用，则真气有伤。因此诸如辛夷之类辛散力强的药物，不可久服。去病即已，切不可因其效甚而纵用。

如何辨认不同品种的玉兰

《中国药典》收载的药用辛夷主要有三大分布区域。

（1）黄河流域：主要是望春花品种，长 1.2 ～ 2.5 厘米，直径 0.8 ～ 1.5 厘米。基部常具短梗，长约 5 毫米，梗上有类白色点状皮孔，苞片 2 ～ 3 层，每层 2 片，两层苞片间有小鳞芽。

（2）长江流域：主要是白玉兰品种，长1.5～3厘米，直径1～1.5厘米，基部枝梗较粗壮，皮孔浅棕色；三层花被片9枚，内外轮同型。

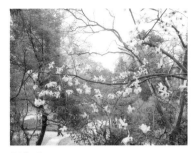

望春花

（3）秦岭大巴山：主要是武当玉兰品种，长2～4厘米，直径1～2厘米，基部枝梗粗壮，皮孔红棕色，有的最外层苞片茸毛已脱落而呈黑褐色，花被片10～12（15），内外轮无显著差异。

三种玉兰共性：长卵形，似毛笔头，苞片外密被灰白色或灰绿色有光泽的长茸毛。体轻，质脆。气芳香，味辛凉而微苦。

辛夷的外面共有三层苞片，好似保暖过冬的棉衣一样，里面才是幼嫩的花瓣。只要把辛夷泡在水里面。慢慢剥去外层的苞片，数一下花瓣的数目，再仔细看有没有细小的萼片，这些特征就可以区别不同种的玉兰。

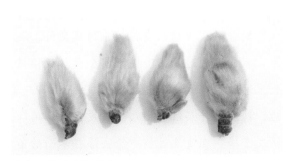

辛夷有光泽的长茸毛

生活中的本草

种子的采集与处理

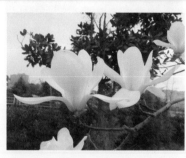

白玉兰盛花期

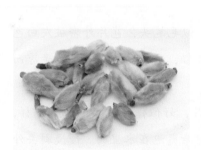

辛夷药材

采摘

通风

搓洗

辛夷喜温暖气候，在疏松肥沃、排水良好、干燥的夹沙土平地或丘陵地区均可生长，原分布于湖北、安徽、浙江、福建一带，目前野生较少，在山东、四川、江西、湖北、云南、陕西南部、河南等地广泛栽培。

辛夷为木本科植物，在野外不能砍树带回家，一般是收集优良的野生植物的种子。木兰科植物的种子要待到蓇葖果由红色变为褐色，微裂时才能采集。如采集过早，种子尚未成熟，优良度低，不耐贮藏，发芽率低；采集过迟，种子散落，或受鸟兽危害，降低了种子的质量和数量。

聚合果采收后，应摊放于通风良好、没有阳光直射的地方，不能堆放过厚，否则果实会发热成僵果。使蓇葖自然开裂，鲜红色的种粒脱出。脱出的种子立即用清水浸泡2～3天后，搓洗去外层红色肉质假种皮，然后用筛子将红色外种皮搓洗干净。在清洗过程中除去浮在水面的不成熟种子或瘪种种子，阴干2～3天后必须进行消毒处理，用0.3%～0.5%的高锰酸钾水溶液浸煮 30 分钟，浸煮时间不宜太久。种子捞出后洗净，晾干表面水分，再沙藏或播种。

门前养棵玉兰花

　　玉兰花为木本植物，家住一楼或别墅的很适合在家里种植。俗话说："门前养棵玉兰花，一生富贵有钱花。"玉兰开花高贵优雅，圣洁大方，养在家里寓意金玉满堂、福寿安康，而且还能够散发出浓浓的花香，比香水还要好闻。种一棵，左邻右舍都能跟着闻香。

　　玉兰耐寒耐贫瘠，随便什么土都能活，-20℃的低温都不怕，即使在北京也能户外过冬。冬天是玉兰的休眠期，成活率极高，只要把根在水里泡两个小时，挖个坑种下去，来年的春天就能欣赏到满树的繁花了。

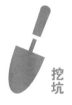
挖坑

　　当然用种子繁殖也可以，只是时间会稍长些。在春季或秋季播种，播前将种子放在加草木灰的温水中浸泡 3~5 天，搓去蜡质，再用温水浸泡一天半后，捞出盖上稻草，经常浇水。种子裂口后，做高畦，覆土 8 厘米左右，播后保持土壤湿润。开始出苗的一个月中要插枝遮阴，并及时浇水，除草施肥，生长两年后定植。定植后须经常浇水，保持土壤湿润，这样容易生长新根，成活后如不遇特殊干旱，都不浇水。其余管理要求不严，只须经常除去杂草。每季施用人畜粪水一次，促使花多蕾壮。

播种

居家养生新体验

精油

辛夷的挥发油中含有丁香油酚、黄樟醚、柠檬醛、黄酮苷、花色苷等成分，具有抗炎、抗菌、抗过敏、平喘等作用。

将辛夷作为香精原料，最佳浸泡时间为1天，料液比为1∶13，加热时间为8小时，提取挥发油制成不同纯度的辛夷精油，具有保健的作用。将水蒸气蒸馏法提取的辛夷精油加入香烟里，可明显改善和修饰卷烟香气，降低烟气的粗糙度，减轻刺激性，去除杂气。辛夷除作为药用，也因其富含的芳香性挥发油而应用到化妆品、保健品、食品添加剂、天然防腐剂等多个领域，并出口多个国家。

鼻炎患者可以使用蒸汽熏鼻法。把辛夷研成粉末，装进无纺布袋或茶包袋内，加水煮沸后，先用蒸汽熏蒸鼻部，再深呼吸，吸入芳香之气，每次治疗约十分钟，早、晚各一次，效果非常明显。市场上有将精油做成爆珠款，置入口罩内使人持续吸入，也是简便时尚的应用方法。不过，辛夷花的挥发油成分具有收缩黏膜血管的作用，故孕妇使用这种方法包括辛夷制剂治鼻炎，得谨慎，使用之前先咨询医师或药师。

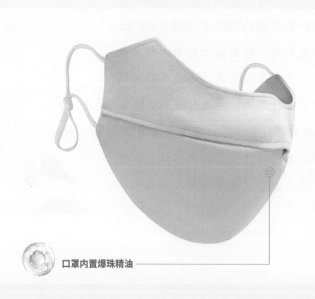

口罩内置爆珠精油

功效美食

辛夷煮鸡蛋

功效

宣肺通窍。适用于慢性鼻炎和过敏性鼻炎引起的鼻塞头痛。

原料

辛夷 10 克，鸡蛋 2～3 个。

制法

取辛夷加清水适量煮 15 分钟后，加入鸡蛋后煮 30 分钟，取出，剥去蛋壳，再放回锅中，再煮片刻即可。

用法

去蛋壳，吃鸡蛋。

辛夷猪肺汤

功效

散风寒，通鼻窍。适用于风寒感冒、鼻塞不通。

原料

辛夷 10 克，猪肺 1 具，生姜、盐适量。

制法

将猪肺清洗干净，切片，加入辛夷与生姜，和水适量共煮，熟后加适量盐调味。

用法

食猪肺，喝汤。

辛夷粉葛鲫鱼瘦肉汤

功效

健脾理气，祛风通窍。适用于鼻窦炎病症、鼻流脓涕。

原料

辛夷 20 克，粉葛 640 克，陈皮 10 克，鲫鱼 1 条，瘦猪肉 120 克，蜜枣 40 克，生姜、食盐适量。

制法

辛夷用水洗净、打碎，用纱布袋盛载。粉葛去皮，用水洗净，切厚件。陈皮、蜜枣、瘦猪肉和生姜用水洗净。生姜去皮，切 2 片。取

新鲜鲫鱼（250 克左右为宜），去鳞、鳃、肠脏、鱼肚内污物与黑衣（黏膜），用水冲洗干净。用姜、油起锅，放下鲫鱼，煎至鱼身微黄色，铲起。加适量水，猛火煲至沸。放入粉葛、陈皮、蜜枣、鲫鱼、瘦猪肉和生姜，候水滚起。改用中火续煲 3 小时。放入辛夷，稍等片刻，取出辛夷，以细盐调味。

用法

喝汤，食鱼和肉。

本草达人 | 经方新用

在临床应用中，辛夷具有散风寒、通鼻窍之功，用于风寒头痛、鼻塞流涕、鼻渊，为治疗鼻渊之要药。据记载，古人以辛夷为君药应用于临床的方剂很多，主要是用于治疗风寒感冒及鼻部疾病，如辛夷丸、辛夷清肺饮、探渊丹、辛夷散、辛夷膏等。目前市场上以辛夷为君药主要用于治疗各种鼻炎的药剂有辛夷鼻炎丸、鼻渊丸、鼻炎康片、鼻舒适片、通窍鼻炎颗粒、辛芳鼻炎胶囊等。

辛夷一般多入汤剂煎汁服用，常用量为 3～10 克，也可以制成散剂或丸剂服用。入汤剂时，因为辛夷药材含有毛，易刺激咽喉，所以煎汁服用时须用纱布包煎。辛夷外用时，可取适量捣碎敷于患处，或煎汤熏洗。辛夷经不同炮制方法可生产炒辛夷、蜜辛夷等中药饮片，不同炮制方法的作用功效不同，但用药方法一致，具体用药量请遵医嘱。

辛夷鼻炎丸

出处

《中国药典》2020版一部。

处方组成

辛夷、薄荷、紫苏叶、甘草、广藿香、苍耳子、鹅不食草、板蓝根、山白芷、防风、鱼腥草、菊花、三叉苦。

功效主治

祛风宣窍、清热解毒。用于风热上攻、热毒蕴肺所致的鼻塞、鼻流清涕或浊涕、发热、头痛等。

现代应用

治疗慢性鼻炎、过敏性鼻炎、神经性头痛等。

探渊丹

出处

《辨证录》卷三。

处方组成

辛夷、当归、麦冬、茯苓、黄芩、白芍、天花粉、生地、桔梗。

功效主治

清热宣肺、通窍排脓。用于治疗鼻渊。症见涕流黄浊、如脓如髓、腥臭不堪闻者。

现代应用

治疗急性鼻窦炎反复发作或慢性发病引起的长期流脓涕、鼻塞、嗅觉下降、头痛等症状。

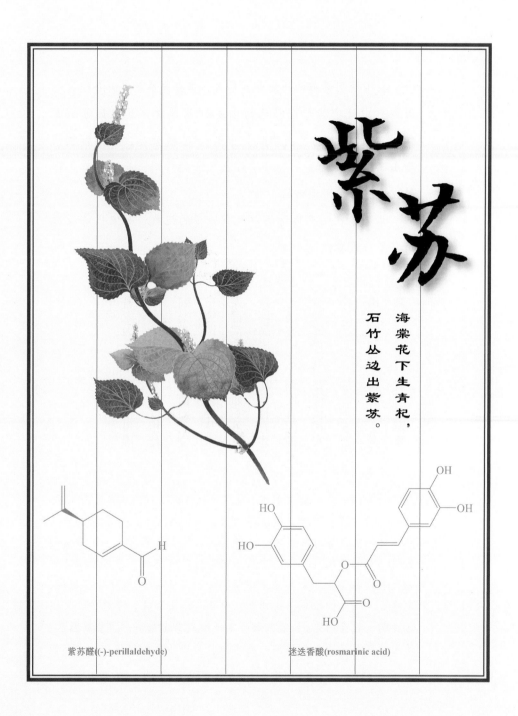

紫苏

海棠花下生青杞，
石竹丛边出紫苏。

紫苏醛((-)-perillaldehyde)

迷迭香酸(rosmarinic acid)

我国使用紫苏的历史非常悠久，早在先秦的《山海经·中山经》中就有其形态颜色的描述："有草焉，其状如苏而赤华。"汉代张衡的《南都赋》中有："苏蔱紫姜，拂彻膻腥。"指出了紫苏和紫姜都有祛除腥膻气味的作用，而这些都是百姓生活中的常用调味品。

紫苏，在一些古诗词中也有较多的记载。如宋代诗人章甫写了一首诗：

紫苏

[宋] 章 甫

吾家大江南，
生长惯卑湿。
早衰坐辛勤，
寒气得相袭。
每愁春夏交，
两脚难行立。
贫穷医药少，
未易办芝术。
人言常食饮，
蔬茹不可忽。
紫苏品之中，
功具神农述。
为汤益广庭，
调度宜同橘。
结子最甘香，
要待秋霜实。
由兹颇知殊，
加点须姜蜜。
作腐罢粟然，
每就畦丁乞。
飘流无定居，
借屋少容膝。
何当广种艺，
岁晚愈吾疾。

诗人描述了自己生于江南地区，地势低下，气候温暖而潮湿。因为辛勤劳作，使得身体过早衰老，寒邪入体。每当春夏相交之际，双脚就很难站立行走。家境贫穷，缺少医药，买不了珍贵的药材。人们常说日常饮食中蔬菜之类的不可忽视，紫苏就是其中的代表，在《神农本草经》中紫苏被列为上品："气味辛、微温，无毒。主下气，杀谷，除饮食，辟口臭，去邪毒，辟恶气。久服通神明，轻身耐老。"紫苏嫩叶常被做成紫苏汤——"紫苏熟水"饮用，紫苏很适合和橘皮一类的药食两用的食物配伍一起，具行理气和胃的功效。紫苏的果实——紫苏子最为香美了，不过要等秋霜后果实成熟后。紫苏籽可以像用罂粟籽做成罂粟腐那样，制作成"紫苏腐"，再加点姜和蜂蜜就更好了。由此可知紫苏的特殊，自己也常常会向农民讨要一些。眼下诗人自己到处漂泊，没有固定的居所，借宿的地方空间也很狭小。诗人感叹：也不知什么时候自己能够有地方多种植一些紫苏，等晚年时可用以治疗自己的疾病。诗人描述了紫苏的各种用途，提到了可做中药治疗疾病，可做紫苏汤、紫苏腐等，还想种植紫苏。这些都表达了诗人对紫苏的喜爱。

南宋陈元靓的《事林广记》记载："宋仁宗敕翰林定熟水"，最终认为"以紫苏为上，沉香次之"。元代诗人吴莱在《岭南宜蒙子解渴水歌》中有"向来暑殿评汤物，沉木紫苏闻第一"之说。宋代诗人方回在《次韵志归十首》中写到："未妨无暑药，熟水紫苏香。"这都说明了紫苏熟水是解暑的佳品。

紫苏的果序

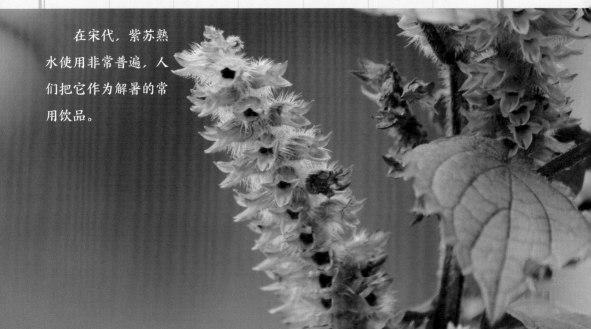

在宋代，紫苏熟水使用非常普遍，人们把它作为解暑的常用饮品。

宋代汪元量的诗《贾魏公府》中"海棠花下生青杞，石竹丛边出紫苏"道出了紫苏的一种生境"石竹丛边"，和一种伴生植物"石竹"，从侧面反映了紫苏在生活中的常见。宋代仇远的诗里也反映了这一点：

村舍即事

[宋] 仇远

依篱叠堑作人家，
西日还将苇箔遮。
窗户莫嫌秋色淡，
紫苏红苋老生花。

诗人住在靠篱笆叠起土墙的房屋里，看着西方快要落山的太阳，阳光被苇箔遮住，给村舍增添了一层柔和的光影。透过窗户，可以看到外面的色彩开始变淡，但并不需要为秋天变淡的一些色彩而心生嫌弃或发愁，你看那美丽的紫苏和红苋依旧绽放着花朵，给生活增添了无限的美好。

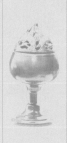

紫苏全身都是宝

紫苏是唇形科一年生草本植物，在我国具有悠久的使用历史，古称荏、荏子。紫苏还有别的异名，如桂荏、鸡苏、青苏、白苏、赤苏、香苏等。作为老百姓比较熟悉的一种植物，它是生活中较为常用的食物、香料、调料等，也是一味中医常用的中药。除此之外，它还有优美多彩的叶子可供观赏，大家对它都非常喜欢。

紫苏是一种适应性很强的一年生草本植物，它分布广，除黑龙江、内蒙古、宁夏、青海、新疆、海南和西藏无自然生长外，全国各省均有分布。目前，大部分省区都有栽培，其中山东、河南、黑龙江省桦南县等地产量大，质量好。

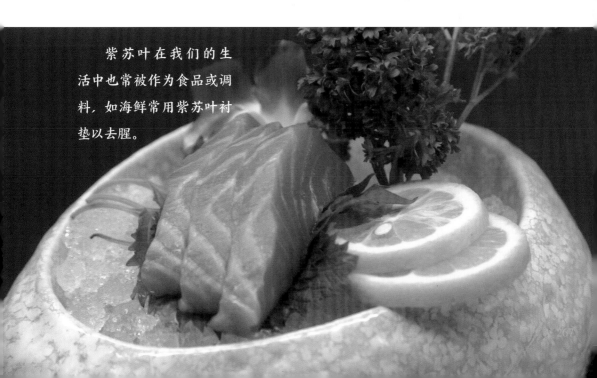

紫苏叶在我们的生活中也常被作为食品或调料，如海鲜常用紫苏叶衬垫以去腥。

紫苏叶味辛，性温，归肺、脾经，能解表散寒，行气和胃。常用于治疗风寒感冒、咳嗽呕恶、妊娠呕吐、鱼蟹中毒等。而紫苏籽的"甘香"则言简意赅又让人对生活回味无穷。

作为常用中药，紫苏籽（药名"苏子"）具有降气化痰、止咳平喘、润肠通便的功效，常用于痰壅气逆、咳嗽气喘、肠燥便秘等。作为食品，紫苏籽炒后会很香，可作为炒菜时的调料；另外，紫苏籽还可榨油，紫苏籽油富含 α-亚麻酸及其他营养元素，具有预防冠状动脉粥样硬化性心脏病、抗血栓、降血压、降血脂、保肝等作用。古诗中说的紫苏汤，除了用紫苏叶还可用紫苏梗。紫苏梗有理气宽中、止痛、安胎的功效，常用于胸膈痞闷、胃脘疼痛、嗳气呕吐、胎动不安等。

紫苏的"成长记录册"

每年春天，紫苏靠种子迅速繁殖。在华东地区，一般在3月底4月初时萌发小苗。有的白、有的紫，有的叶片边缘分裂皱缩，从小就表现出其出身不同的个性。

6～9月是紫苏生长最为旺盛的时候，枝繁叶茂。其叶片宽大，很具观赏性。有的紫苏叶片上面绿色，下面紫色。不过到了花果期，有可能叶背紫色会变淡，变成两面皆绿色的。这种紫苏最为常见，老百姓常将其播散在路边屋旁，要是成片，则蔚为壮观了。

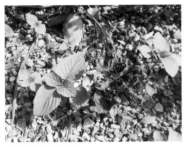

紫苏苗期

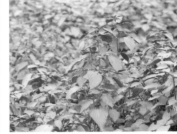

紫苏盛叶期

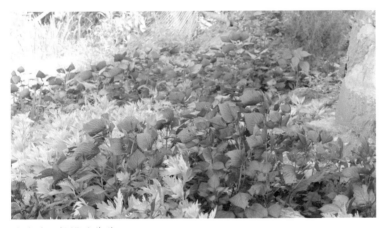

路边随处播撒的紫苏

　　也有的紫苏叶两面都呈绿色，称为"青苏"，在日本还被称为"大叶"。紫苏的变种野生紫苏，叶通常都是两面绿色的，叶片也较小，柔毛明显，小坚果也很小，直径 1～1.5 毫米。不过，野生紫苏的香味不如栽培的浓烈和好闻，一般很少作为蔬菜和

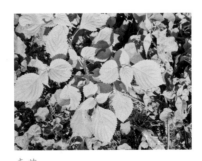

青苏

调料使用。

　　色泽最为鲜艳的当属叶片两面紫色的紫苏了，也有的上面淡紫色，下面深紫色，有的两面皆深紫色。

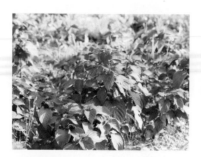
紫苏叶两面紫

　　紫苏的变种茴茴苏，其叶片皱缩或叶片边缘有狭而深的锯齿，通常为紫色，和鸡冠有些相似，非常好看，又被称为鸡冠紫苏、鸡冠苏、鸡苏，深得老百姓喜爱，常

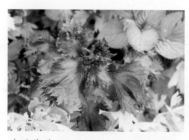
鸡冠紫苏

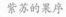
紫苏的果序

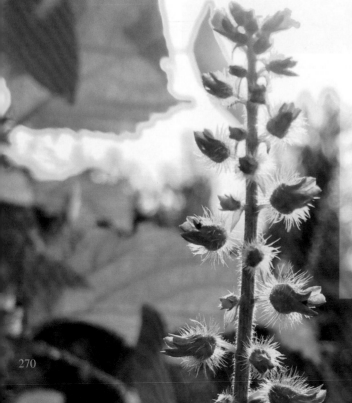

　　紫苏常在8~12月开花和结果。轮伞总状花序密被长柔毛，苞片宽卵形或近圆形，花梗也密被柔毛，花萼下部被长柔毛及黄色腺点，下唇较上唇稍长，花冠白色至紫红色，长3~4毫米，稍被微柔毛。

见栽培于村舍路边。

紫苏果实成熟时，花冠凋落，果实藏在花萼筒内，花萼被白色柔毛，整个果序也非常好看。它每个花萼筒中常有4个小坚果，即紫苏籽，近球形，通常呈灰褐色，

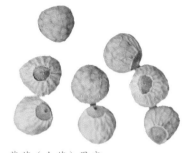

紫苏（白苏）果实

有的近白色，直径约1.5毫米，但野生的紫苏籽常比较小，长1~1.5毫米。紫苏籽的表面具有明显的网纹。

五彩苏又名彩叶草、锦紫苏，常用于园林观赏。它和紫苏叶型有些像，但并非紫苏属的，而是唇形科鞘蕊花属植物。它的茎通常为紫色，叶片膜质，卵圆形，色彩多样，花冠筒骤然下弯，下唇延长呈舟形，易于区别。

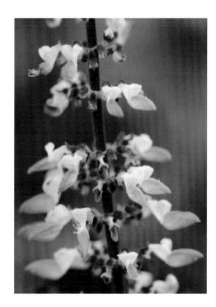

五彩苏

庭院林边种紫苏

紫苏的适应性很强，对土壤环境的要求相对较低，比较好养活。通常在排水良好，肥沃深厚的沙质壤土中生长最好。种植紫苏应选择阳光充足，便于灌水和排水的地段，也可盆栽。但尽量不要选择湿度大的黏性土，不宜选择连作，尽量轮作以增加产量。

紫苏在各地广泛栽培，老百姓常栽培于屋边、庭院，它也通常生长于山地路旁、村边荒地或山林边。如果遇到野生小苗，可将其连根带土挖出，用废报纸或塑料袋包裹根土，固定，尽量不让其土脱落；如果苗株较大，可适当修剪掉部分叶片，将其小心带回，可移栽至家中庭院或盆里。如果植株较大，可采集其叶片或带叶枝条，一般不适合移栽。要是果实成熟，可采摘紫苏的成熟果实带回，晾干后用透气袋装好，置于低温干燥的环境中保存，留待播种。采集时尽量选择颗粒饱满，无虫害的种子。

由于紫苏为一年生草本植物，靠种子繁殖，且其变种和栽培品种有差异，家庭种植应选择合适的或自己喜欢的紫苏籽进行播种，可选择红紫苏、青紫苏或鸡冠紫苏的种子。长江流域一般选择在3～4月播种，北方在4～5月播种。

家庭种植可选择在阳光充足的空地进行撒播，亦可选择庭园中条播或穴播。盆栽均匀撒播即可。播种后覆土2厘米左右，并浇水保湿。播种的种子不宜过于集中，每穴2～3粒，穴距20～30厘米。等发芽长苗后，根据苗的大小等情况进行

挖根

地栽

播种

移栽或间苗。缺苗的及时补栽，植株分枝时可除去一些弱苗或病苗。夏季干旱时应注意及时浇水，平时适当除草。

紫苏较少生虫或发生病害，一般家庭种植少量紫苏可采用手捉虫或去除病害叶的方法。

 捉虫

香草 DIY ｜ 如何采收紫苏叶与种子

一般在6~8月（北方9月）紫苏生长旺盛时，分批采摘其叶，可鲜用作为食材、调料或中药。也可将采摘下来的叶片扎成把，通常阴干，亦可晒干备用，干燥后用塑封袋封装好，置于阴凉干燥处保存。

 摘叶

等紫苏结果时，可采集其果实，将果序剪下，在簸箕中晒干，轻轻敲打或揉搓致果实从萼筒中脱落露出，用簸箕去除杂质，将种子收好，阴干，选择部分颗粒饱满、健壮的种子，放透气袋或纸袋中，置阴凉干燥处保存，可用于来年播种。

 采果

若是用于榨油、作调料或药材，可直接晒干或烘干，放塑封袋或透气袋中，置干燥阴凉处保存。花期或收获种子后的茎秆，洗干净后可切成小段，晒干，即为紫苏梗饮片，可泡水饮用或作药。也可晾干悬挂，置阴凉干燥处，待需要时切段使用。

 阴干

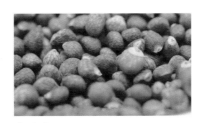

紫苏种子

居家养生新体验

香囊

紫苏的挥发油中含有多种化合物，这些成分是其特异香味的主要来源。紫苏的提取物具有解热、止呕、中枢抑制、抗肿瘤、止血、降血糖、降血脂、抗炎、抗过敏等广泛的药理活性。在我国，很早就利用紫苏的挥发性成分进行疾病防治，其中香囊就是典型代表。下面介绍两种含紫苏的香囊方，在生活中可以选择应用。

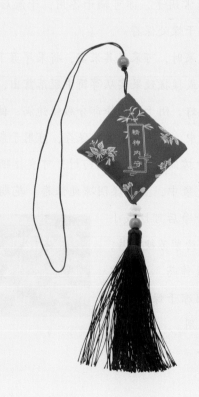

防流感香囊

原料

紫苏叶，薄荷，菊花，苍术，白芷，桂枝，荆芥，辛夷，茴香各等量。

制法

将上述原料混合打成粗粉，或取上述材料粗粉末配合，混匀，装入香囊内袋（透气性无纺布袋或茶袋）中，每袋10克，束紧或扎紧封口，装入香囊外袋中即成。做好的香囊可随身佩戴或挂于脖颈下。

功效

芳香化浊、辟秽、防治四季流感。

驱虫防蚊防感冒香囊

原料

紫苏叶，甘松，佩兰，石菖蒲，苍术，细辛，防风，艾叶，藿香，薄荷，丁香，木香，陈皮各等量，冰片约各药材量的1/4。

制法

取上述药材打粗粉，混匀，取适量（约10克）装入香囊内袋中，收紧封口，装入香囊外袋中即成。备用。

功效

驱散蚊虫，预防感冒。

精油

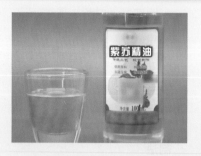

现代研究表明，紫苏叶挥发油的活性物质较多，主要包括紫苏醛、紫苏酮、紫苏醇、D-柠檬烯、β-石竹烯等具有抗氧化、抗菌消炎、舒张血管、抗肿瘤、抗抑郁等药理作用。

紫苏的香气（挥发油）成分经过蒸馏冷凝之后形成的重要混合物即为紫苏精油，在紫苏茎、叶、花和种子之中都有，含量一般为 0.55％～0.78％。紫苏精油对大肠杆菌、金黄色葡萄球菌等多种细菌有抑制作用，同时紫苏精油还有较强的光、热稳定性，是一种天然杀菌剂，可作为食品添加剂在贮藏、保鲜和加工方面发挥其优势。另外，紫苏精油对多种皮肤癣菌具有抑制作用，还有杀虫防虫和促进肉鸡生长的作用，可用于医药、畜牧业、农业等多个领域。

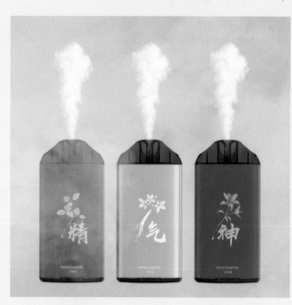

书签和标本

紫苏的花色美丽，叶片为紫红色或绿色，卵形，较耐看，可以制作成书签、标本画等。制作书签和标本时都需要将新鲜紫苏先压制干。可以按下述步骤操作。

（1）采集：选色泽鲜艳且叶片完整的枝条，带花蕾或开放花的枝条，用枝剪剪下，可保留长度15~45厘米，以能被标本夹全部压入为度。

（2）压花：在标本夹上放上瓦楞纸，在其上铺好吸水纸（宣纸、报纸等），将花枝和叶片放在纸上展开，上面用纸盖住，盖住时应尽量保持叶片平展，放上瓦楞纸，其上面可继续压标本，最后用标本夹压好，束紧标本夹，放干燥处。

（3）干燥：用烘干机或吹风干燥机对着标本瓦楞纸竖孔方向吹热风，大约12小时后检查是否干燥，未干燥继续吹热风，其间每隔2~3小时检查一次，干燥为止。若无热吹风干燥机，可每隔12或24小时换一次纸，直至干燥。用过的纸晒干或烘干后可继续使用。

（4）修饰或剪裁成标本或书签：标本干燥后，对干燥的紫苏枝条作适当修剪，符合台纸大小，可将其缝制在台纸上，贴上采集鉴定标签，就是一份完整的教学标本了。还可以裱框，用于装饰或观赏。如果作成书签，可以利用较小的叶片、花类或花制作，或剪取植株的一些部分，如叶缘等拼画，还可以结合书法、绘画等，做成具有一定创意的精美书签。

制作书签时，可按下列步骤操作。

（1）剪裁布局：用卡纸修剪成合适大小的书签纸片（亦可用合适大小的实木薄片），取干燥的紫苏叶或花，剪取薄的合适材料进行布局。在留白处可根据自己的意图适当绘图和（或）写字。

（2）塑封修饰：将标本和卡纸（卡片）放入塑封膜中，在塑封膜中适当调整。确保标本不可太厚，薄的材料最好，放入塑封机中塑封好。根据卡纸大小进行剪裁修饰，可留出一小截空白，用于打孔，打孔后加上丝带、流苏等装饰即可。

功效美食

苏子粥

功效

宣肺散寒，止咳化痰。

原料

苏子 20 克，粳米 100 克，白糖少许。

制法

将苏子捣碎，加水煎取汁。将粳米淘洗干净，加入苏子汁，粥熟后加入少许白糖调味。

用法

佐餐温服。

苏叶茶蛋

功效

解表散寒，温中止泻。用于寒湿泄泻等。

原料

紫苏叶 15 克，红茶 5 克，鸡蛋 2 个，酱油适量。

制法

先用水将鸡蛋煮至蛋白凝固，捞出，磕破外壳；与紫苏叶、红茶一同放入水中，再煮 10 分钟，捞出鸡蛋，去掉外壳即可。

用法

趁热蘸酱油食之。

黄芪苏叶饮

功效

益气固表，补气温中。用于气虚感冒或预防感冒。

原料

黄芪 20 克，紫苏叶 10 克，大枣 5 枚，生姜 3 片，红糖适量。

制法

以上四味共入砂锅中煎取汁，红糖调味。

用法

常代茶饮。

苏叶姜糖茶

功效

解表散寒，和胃宽中。用于风寒感冒。

原料

紫苏叶 15 克，生姜 15 克，红糖 10 克。

制法

将紫苏叶、生姜洗净，切丝，一起装入茶杯中，用开水冲泡，盖上盖，泡 10 分钟，加入适量红糖搅匀即可。

用法

趁热服下，温覆取汗。

紫苏汤（紫苏熟水）

功效

宽胸导滞，解暑。

原料

紫苏叶。

制法

将紫苏叶隔火烘焙，期间不翻动，等烤至香气溢出时，收起备用。

用法

使用时用开水洗泡一次，倒掉水，再用开水泡饮，不宜放冷，应趁热饮用。

苏子降气汤

出处

《太平惠民和剂局方》。

处方组成

炒苏子、半夏、厚朴、前胡、炙甘草、陈皮、当归、肉桂。

功效主治

降气平喘、祛痰止咳。用于上盛下虚、气逆痰壅所致的咳嗽喘息、胸膈痞塞。

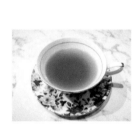

现代应用

治疗慢性阻塞性肺疾病急性加重期、慢性支气管炎、小儿哮喘、睡眠呼吸暂停综合征、梅核气、心悸、噎嗝等。

华盖散

出处

《太平惠民和剂局方》。

处方组成

炒苏子、赤茯苓、蜜炙桑白皮、陈皮、炒杏仁、麻黄、炙甘草。

功效主治

宣肺解表、祛痰止咳。用于外感风寒、咳嗽上气、胸膈烦满、项背拘急、声重鼻塞、头昏目眩、痰气不利、呀呷有声。

现代应用

治疗哮喘、肺炎、支气管炎、过敏性鼻炎、肺纤维化等。

香苏散

出处

《太平惠民和剂局方》。

处方组成

香附子、紫苏叶、炙甘草、陈皮。

功效主治

疏散风寒，理气和中。主治外感风寒、内有气滞证。症见形寒身热、头痛无汗、胸脘痞闷、不思饮食。

现代应用

治疗慢性胃炎、慢性结肠炎、十二指肠球部溃疡、幽门痉挛、四时感冒、头痛、梅核气、三叉神经痛等。

半夏厚朴汤

出处

《金匮要略》。

处方组成

半夏、厚朴、茯苓、生姜、紫苏叶。

功效主治

行气散结，降逆化痰。

现代应用

治疗梅核气、胃食管反流病、慢性咽炎、慢性浅表性胃炎、胆汁反流性胃炎、慢性阻塞性肺疾病、甲状腺结节、抑郁症、睡前尿频等。

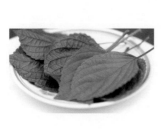

鸡鸣散

出处

《类编朱氏集验医方》。

处方组成

槟榔、陈皮、木瓜、吴茱萸、桔梗、生姜、生姜皮、紫苏叶。

功效主治

行气降浊、温化寒湿。主治脚气，症见足胫肿重无力、行动不便、麻木冷痛，或挛急上冲，甚则胸闷泛恶。

用法与用量

治疗舒张期心衰、风湿性心脏病心衰、代谢综合征、关节炎、结肠炎、痛风、不宁腿综合征、膝功能性水肿、糖尿病周围神经病变等。肝硬化腹水、

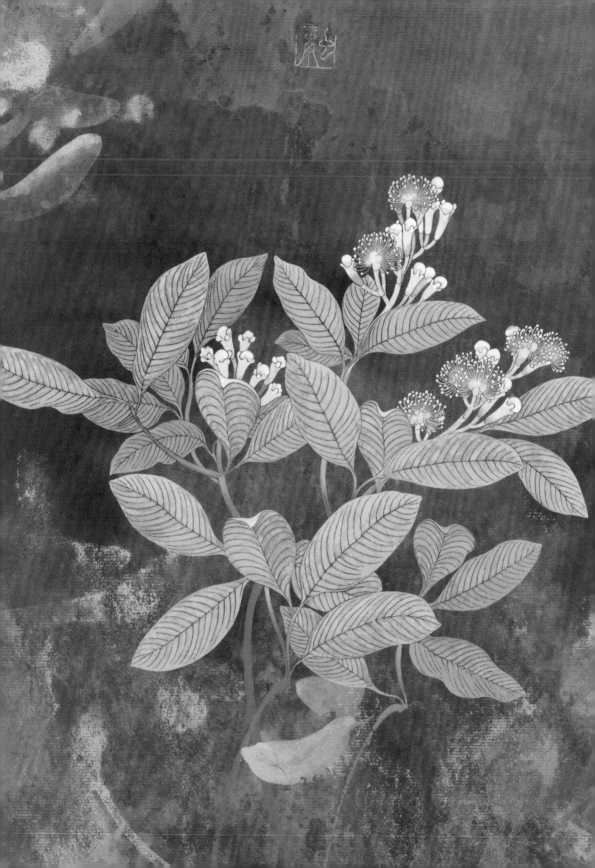

图书在版编目（CIP）数据

生活里的中医药：闻香识本草 / 李赣主编. -- 上
海：上海科学技术出版社，2024.6
ISBN 978-7-5478-6657-3

Ⅰ. ①生… Ⅱ. ①李… Ⅲ. ①药用植物－基本知识
Ⅳ. ①R282.71

中国国家版本馆CIP数据核字(2024)第103269号

生活里的中医药——闻香识本草

李赣　主编

上海世纪出版（集团）有限公司
上海科学技术出版社　出版、发行
（上海市闵行区号景路 159 弄 A 座 9F-10F ）
邮政编码 201101　　www.sstp.cn
上海光扬印务有限公司印刷
开本 787×1092　1/16　印张 19.25
字数 260 千字
2024 年 6 月第 1 版　2024 年 6 月第 1 次印刷
ISBN 978-7-5478-6657-3/R·3028
定价：108.00 元
